element
trace

锌硒物语

点亮生命的火花

李卫平　著

Other
Nonmetals

78.96

3d¹⁰4s²4p⁴

34

Se

Melting point: 217℃
Boiling point: 684.9℃

SELENIUM

Transition
Metals

30

65.38
[Ar]3d¹⁰4s²

Zn

Melting point
Boiling point

中国轻工业出版社

图书在版编目（CIP）数据

锌硒物语：点亮生命的火花 / 李卫平著. —北京：
中国轻工业出版社，2023.6
ISBN 978-7-5184-4309-3

Ⅰ.①锌…　Ⅱ.①李…　Ⅲ.①锌—微量元素营养②硒—
微量元素营养　Ⅳ.① R591.1 ② R151.3

中国国家版本馆 CIP 数据核字（2023）第 042524 号

责任编辑：贾　磊　　责任终审：许春英　　封面设计：伍毓泉
版式设计：锋尚设计　　责任校对：宋绿叶　　责任监印：张京华

出版发行：中国轻工业出版社（北京东长安街6号，邮编：100740）
印　　刷：艺堂印刷（天津）有限公司
经　　销：各地新华书店
版　　次：2023年6月第1版第1次印刷
开　　本：710×1000　1/16　印张：7
字　　数：100千字
书　　号：ISBN　978-7-5184-4309-3　定价：35.00元
邮购电话：010-65241695
发行电话：010-85119835　传真：85113293
网　　址：http://www.chlip.com.cn
Email：club@chlip.com.cn
如发现图书残缺请与我社邮购联系调换
220420K1X101ZBW

序

营养学是一门实践性很强的科学，主要是研究生物体内新陈代谢过程中营养素与生理现象之间变化规律的科学。十九世纪初，由于化学和医学的进步，人们开始知道微量元素在生物体内的存在以及它们的生物学作用。微量元素锌和硒，与人体健康息息相关。但人类对锌和硒的认识，经历了一个从无知到有知，从浅显认知到深入了解，从自然使用到科学应用的漫长过程。可以说，人类对微量元素锌和硒的认识，也正在不断回归真理。

锌和硒的昨天，源远流长，使用多，发现多，贡献大；
锌和硒的今天，方兴未艾，研究多，认识多，应用广；
锌和硒的明天，前景广阔，课题深，范围广，发展好。

现代人有现代人的健康问题。当今，人类面临着健康大问题——肆虐的慢性病对生命健康的威胁，我们该如何应对？慢性病患者面对的营养问题一方面是宏量营养素（如碳水化合物、脂肪等）过剩，另一方面是微量营养素缺乏（如维生素、微量元素等）。微量元素锌和硒的失衡是导致慢性病发生的根源之一，今后的研究和探讨重点应该是锌和硒在众多慢性病发生发展中的作用。

我和李卫平先生结缘于1995年本人编著的《功能性食品》第一卷的出版。李卫平先生勤奋好学，热爱创新，从1993年到现在一直在从事保健食品、食品添加剂、新食品原料（新资源食品）等方面的科研开发、注册申报、经营管理工作。

很乐意把李卫平先生撰写的《锌硒物语：点亮生命的火花》介绍给广大读者。该书是作者近30年来学习、研究微量元素锌和硒的强化食品与人体健康的总结，以全新角度和整体层面看待微量元素锌、硒与人体健康的关系。作者在书中用简单明了的语言，介绍了锌、硒的健康作用，创造性地提出了"维护人体整体的元素平衡是营养与健康的底层逻辑"这一新观念，阅读本书后，广大读者将会获益良多。本书不仅有理论，而且还有实践，即在前沿理论指导下，对获取合理、有益健康的锌、硒元素的科学方法及合理利用其营养价值进行了阐述和讨论，既有现实性又有指导性。

该书适合都市上班族、学生群体、普通居民及医学、营养学专业人员阅读，也可供基层医务工作者参考。

是为序。

华南理工大学食品科学与工程学院教授、博士生导师

2022年11月6日

"锌锌"相印，"硒硒"相通
——我与锌、硒的故事

锌，是人体必需的微量元素之一，具有"生命之花"之称；硒，作为与氧同族的元素，也是人体必需的微量元素之一，具有"生命的火种"之称：但是人们对它们的了解很少。目前有关锌、硒元素的图书，大多数人觉得太深奥，看不懂，也不愿意看。

算起来，我与锌、硒结缘已经三十余年了，为了传播锌、硒与健康的科学知识，我从自己与锌、硒的故事开始叙述，希望这本书能够成为人们了解锌和硒这两种神奇元素的科普读物。

求学路上埋下一颗"生命之花"的种子

说起我和微量元素锌的渊源，还得追溯到1992年4月的一天。那时我在郑州粮食学院（现河南工业大学）食品工程系食品分析技术专业学习，这一天我们的"分析化学"实验课要求同学们进行"乳酸锌中锌含量的测定"，这个实验在当时的教材上没有列出，我与指导老师交流得知，乳酸锌是本校最新开发的科研产品，已经技术转让并进行生产，近水楼台先得月，所以我们加做了这个实验。从此以后，我就经常关注《中国食品报》有关锌与健康的文章，我还在"食品营养与卫生"这门课上对锌和硒进行了系统了解，这些营养知识使我喜欢上了研究养生与保健，尤其是研究食品营养强化剂和营养强化食品。

工作路上巧燃"生命的火种"

转眼到了毕业季，1993年7月初我被分配到了石家庄市粮食局科技开发处。巧合的是，我从事的具体工作就是与母校的老师一起进行新型有机补锌强化剂——柠檬酸锌的产业化生产与推广。由于柠檬酸锌属于食品营养强化剂范畴，按照当时的《食品营养强化剂使用卫生标准（试行）》，锌盐仅可用于乳制品、婴幼儿食品、谷类及其制品、饮料和食盐之中，且在食盐中的使用量为最高。由于当时人们对营养强化食品的认识不足，经过仔细分析，于是着手重点推广柠檬酸锌在食盐中的应用。在这个过程中，除了对碘强化盐、锌强化盐进行研究外，还进行了硒强化盐的开发。尤其是1995年在《中国食品报》发表的《新型有机补锌强化剂——柠檬酸锌》和该报"难题招标"栏目中《制作功能饮料如何强化有机硒》的投稿解答，受到国内同行的积极响应。

维护国民健康，平衡人体营养

<small>李卫平先生 拟词 庚辰仲秋 七十一叟胡忠元 于北京苇硒斋书</small>

科研创新路上不停歇

关于食品中锌和硒的营养强化以及膳食补充剂的开发，我们先后研制成功了许多产品。其中，2001年的"牛磺酸锌的制备方法及其用途"获得国家发明专利（专利号：CN 1194682C）、2004年研制的保健食品"康乃锌片"获得国家食品药品监督管理局批准（国食健字G20040747）、2007年研制的"新禧营养素增补剂"获得国家发明专利（专利号：CN 101057677 B）、2010年研制的亿维牌"新禧胶囊"获得国家食品药品监督管理局批准（国食健字G20100020）、2021年研制的保健食品亿维牌"锌硒粉"获得河北省市场监督管理局的备案（食健备G202113102482）。近30年来，本人一直从事保健食品、食品添加剂、新资源食品等方面的科研开发、注册申报、经营管理工作，主持完成了10多项科研项目，获正式授权发明专利22项，且全部实现产业化生产，发表学术论文和科普文章20余篇。

随着大众的健康意识不断提高，健康消费需求加速升级，大健康食品也将迎来发展机遇。我与锌、硒之间的故事太多了，学到了很多，使我受益匪浅。"博观而约取，厚积而薄发"。我最大的心愿是，一心做食品，两肩扛健康，健康之路上劲燃"生命的火花"。

李卫平

2022年11月4日

目录

Contents

Chapter I

第一章

生命之花：
智慧元素锌

Chapter II

第二章

**生命之火种：
长寿元素硒**

Chapter III

第三章

生命之火花：
锌硒同补好处多

Appendix

附　录

Postscript

跋

Afterword

后　记 / 096

Reference

参考文献 / 098

生命之花：
智慧元素锌

一、锌的前世今生

锌，其英文名称"Zinc"来源于拉丁文Zincum，意思是"白色薄层"或"白色沉积物"。锌的化学符号为Zn，原子序数为30，相对原子质量为65.409。锌在化学元素周期表中位于第4周期ⅡB族。锌是一种浅灰色至蓝白色的过渡金属，也是第四"常见"的金属。

我国是世界上最早制得和使用金属锌的国家。早在公元前4世纪就有炼合金锌的记载。其实我国用锌是从炼制黄铜开始的，这是因为黄铜即铜锌合金。我国炼制黄铜始于汉代初期，那么，炼制金属锌从什么时候开始的呢？据考证，最迟当在明代。明代《天工开物·五金》一书中，十分详细地讲述了如何用"炉甘石"升炼"倭铅"，"倭铅"即锌，即用碳酸锌炼制金属锌。炼锌要比炼铁、炼铜容易，因为锌的熔点只有419℃，沸点也不过907℃，而且锌较易被还原。如果把锌矿石和焦炭放在一起，加热到1000℃以上，金属锌被焦炭从矿石中还原出来，并像开水一样沸腾，变成锌蒸气，再把这种蒸气冷凝，便可制得非常纯净而又漂亮的金属锌结晶。

过去，世界各国普遍以为最早会炼制金属锌的是英国，因为英国在1739年公布了蒸馏法制金属锌的专利文献。其实，经过我国化学史研究考证证明，这个方法是英国人在1730年左右从中国学去的。据考证，在十六七世纪，我国制造的纯度高达98%的金属锌，被以东印度公司为代表的西方殖民者从我国大量运至欧洲，后来，连我国炼锌的方法也被他们传至欧洲。至今，欧洲仍有人称锌为"荷兰锡"，这是因为东印度公司是由荷兰、英国、法国、葡萄牙等国开设的，锌的外表又酷似锡，那么锌被称为"荷兰锡"便不言而喻了。实际上，这"荷兰锡"的真名应该是"中国锌"。

锌是银白色的金属。提水的小铁桶，常用白铁皮（又称白铁、白口铁）制作，在它的表面有着冰花状的结晶，这就是锌的结晶体。在白铁皮上镀锌，主要是防止铁被锈蚀。然而，奇怪的是，锌比铁却更易生锈。一块纯金属锌，放在空

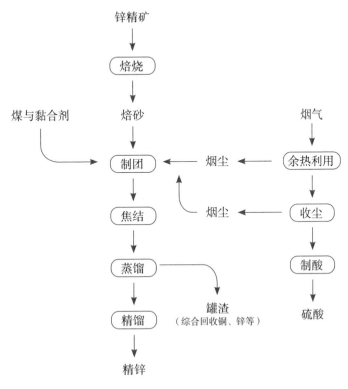

工业竖罐炼锌工艺流程

气里，表面很快就变成蓝灰色——生锈了。这是因为锌与氧气发生化学反应生成氧化锌的缘故。可是这层氧化锌却非常致密，它能严严实实地覆盖在锌的表面，保护里面的锌不再生锈。这样，锌就很难被腐蚀。正因为这样，人们便在白铁皮表面镀了一层锌防止铁生锈。每年世界上所生产的锌，有40%被用于制造白铁皮，进而制成各种管子、桶等。

白铁皮要比马口铁耐用，马口铁碰破一点，很快会锈掉，可是白铁皮即使碰破一大块，也不容易被锈蚀。这是因为锌的化学性质比铁活泼，当外界的空气和水分向白铁皮"进攻"时，锌首先与氧气发生化学反应，从而保护了铁的安全。不过，白铁皮要比马口铁贵。

金属锌除了用来制造白铁皮外，也用来制造干电池的外壳，但干电池外壳的锌纯度较高。此外，锌也与铜制成铜锌合金——黄铜。

最重要的锌化合物是氧化锌，俗名"锌白"。锌白是著名的白色颜料，可用来制造白色油漆等。在室温下氧化锌是白色的，受热后会变成黄色，而再冷却时，又会重新变成白色。现在人们利用它的这个特点，制成"变色温度计"——用它颜色的变化来测量温度。

氧化锌是一种性质非常稳定的白色粉末，不溶于水，具有吸附油脂和水分的作用。氧化锌在古埃及就被用于促进伤口愈合，目前在皮肤科用药中主要用于收敛、干燥和抑菌。研究发现，外用氧化锌可以通过调节表皮伤口愈合的多个环节，如炎症、纤维增生和组织重塑，来发挥促进伤口愈合的效果，这种效果被认为与缓慢、少量、持续的锌离子释放到伤口有关。氧化锌同时还可以抑制金黄色葡萄球菌和念珠菌对皮肤的伤害，而且氧化锌不透光，不仅具有遮盖作用，还可以反射包括长波紫外线（波长320～400纳米）和中波紫外线（波长280～320纳米）在内的紫外线，因此化妆品中常使用氧化锌来作为防晒和遮瑕的功效成分。

另一种重要的锌化合物是硫酸锌。硫酸锌别称皓矾、锌矾，是一种常见的"微量元素肥料"和"微量元素饲料"。硫酸锌是一种常用的补锌药。口服硫酸锌可纠正锌缺乏，恢复酶系统的功能。锌离子能沉淀蛋白质，外用有收敛防腐作用，且能帮助肉芽组织形成。药用硫酸锌适用于治疗由于锌缺乏而引起的肠病性肢端皮炎、口疮、慢性溃疡、结膜炎等。

锌，还是植物生长所不可缺少的元素。据测定，一般的植物里，大约含有百万分之一的锌，个别植物含锌量很高，如车前草中含万分之一的锌、芹菜含万分之五的锌，而在某些谷类的灰分中竟含有12%的锌。有趣的是，鱼类在产卵期以前，几乎把身体中的锌全部转移到鱼卵中去。在人体中，锌的含量也在十万分之一以上，含锌最多的是神经系统和牙齿（达0.02%，即万分之二）。

锌在地壳中的含量约为十万分之一。最常见的锌矿是闪耀着银灰色金属光泽的闪锌矿，它的化学成分是硫化锌。现在，工业上常用闪锌矿来炼锌。锌还常被人误称为铅，如镀锌铁丝被误称为"铅丝"，镀锌的白铁皮被误称为"铅皮"，用白铁皮做成的桶被误称为"铅桶"，而日语和韩语中还把锌称之为亚铅。实际上这是应该纠正过来的。

小贴士 **应为"锌"正名**

被欧洲人称为"荷兰锡"的真名应该是"中国锌"；

常见的"白铁皮"，其表面实际是"白锌皮"；

日语和韩语中的"亚铅"应该称为"锌"。

微量元素锌与人体健康的"锌"路历程

锌最早被认为是有价值的元素是在1509年。1869年，法国劳林（Raulin）首先发现锌是曲霉菌（*Aspergillus*）生长的必需元素。1926年，美国萨默（Sommer）等发现高等植物的生长也需要有锌的存在。1934年，英国生物化学家托德（Todd）等证明锌是动物生长所必需的。但是直到20世纪60年代才认识到锌也是一种人体必需的营养素。1961年，印度普拉萨德（Prasad）等发现伊朗地区的儿童食欲减退、生长发育迟缓及性发育不良等与营养性锌缺乏（Zinc Deficiency）有关，揭示了锌对人体营养的重要作用。此后，锌作为人体必需营养素的临床意义和公共卫生意义得到进一步确定。1965年，临床上开始用补充锌的方法加速创伤及手术刀口的愈合。1972年，美国医生谢克特（Schechter）等采用补充锌来治疗原发性食欲缺乏。目前，锌有助于改善食欲已成为专家共识，并成为预包装食品营养标签和营养素补充剂类保健食品营养成分功能声称的标准用语。

近十几年，锌与人体健康的关系在生物学和医学的各个领域均获得了许多突破性进展。已有越来越多的资料证明，锌缺乏也是世界性的营养缺乏症，不仅许多发展中国家有营养性锌缺乏的病人，像美国这样的发达国家也有相当一部分妇女、儿童和老年人处于锌的"边缘性缺乏"状态。许多研究发现，锌元素缺乏可引发多种疾病。

人类对于微量元素锌与人体健康的了解，经历了四个重要阶段。

第一阶段，人们普遍认为锌对人类不重要。

第二阶段，营养学家认为锌缺乏是一种罕见病，主要出现在极度营养不良的人群中。

第三阶段，普通民众已了解到锌对感冒、腹泻及多种疾病有非常重要的辅助治疗效果。

第四阶段，我们了解到锌缺乏与慢性病的关系。

二、锌的美誉称号

锌是人体必需的微量元素，在人体生长发育、生殖遗传、免疫、内分泌等生理过程中起着极其重要的作用，被人们冠以"生命之花""智慧元素"的美称。近年来，锌还被有的人称为"婚姻和谐素"。

锌不能在人体内合成，只能依靠外来食物提供。有人赞美：微量元素锌制约着生命之花的盛开或者凋谢，决定着智慧之果的萌发或夭折。要想让生命之花常开，人体就应该摄取足够的锌元素。

智力低下对个人、家庭、社会具有极大的危害性，也关系到国家强盛和民族兴衰。在怀孕和哺乳期间，锌营养不足可导致婴幼儿智力低下，长大以后难以适应紧张的学习和工作状态。

那么，锌是如何影响智力发育的呢？

人脑的发育，主要集中在怀孕后的第10~18周至出生后的第18个月之间，这也是智力发育最关键的时间。在怀孕期间，胎儿脑神经平均每分钟分化增殖2万个神经细胞。婴儿出生一年半以后，脑神经细胞就不再分化增殖，细胞数目不再增加，而仅仅是脑细胞长大了，成熟的大脑约有140亿个神经细胞。

锌是脱氧核糖核酸（DNA）、核糖核酸（RNA）聚合酶的组成成分，而脱氧核糖核酸、核糖核酸又控制着蛋白质的合成。由于脑细胞内染色体的主要成分就是脱氧核糖核酸，脑细胞分裂时，脱氧核糖核酸要按照它自己的面貌（模样）自我复制一套，然后，染色体一分为二，故而细胞分裂才能进行，脑细胞才能长大。

由于锌决定脱氧核糖核酸、核糖核酸聚合酶的活性，所以锌缺乏直接导致脱氧核糖核酸、核糖核酸聚合酶的活性降低，使这两种聚合酶"消极怠工"甚至"罢工"，造成脱氧核糖核酸、核糖核酸合成受到抑制而减少，进而干扰蛋白质的合成、脱氧核糖核酸的复制和脑细胞的分裂，影响大脑细胞的正常分裂增殖和长大。

由此可见，若锌缺乏发生在受孕或胚胎发育早期，孕妇锌营养不良会造成胎儿神经细胞数量的减少，导致中枢神经系统畸形、脑重量下降及行为异常，会产生先天性的智力低下。这种后果是胎儿出生以后即使再补充丰富的锌，也难以挽回。调查发现，营养不良的胎儿到入学年龄时，仍然有30%表现为智力低下。若锌缺乏发生在出生后的婴幼儿时期，则会产生后天性的智力低下，这主要是哺乳、小儿膳食缺锌或吸收不良而造成锌缺乏。在出生后的一年半内，锌缺乏主要影响脑细胞的分裂、增殖（细胞数目增加）；在出生一年半以后，锌缺乏主要抑制脑细胞长大，影响脑细胞生长发育。研究表明，智力高、学习成绩好的青少年，体内锌水平高；而智力低、学习成绩差、记忆力差、反应迟钝的学生，体内锌水平较低。所以，锌元素与碘元素一样，也被人们称为"智慧元素"。

微量元素锌的新发现——"婚姻和谐素"

人体的睾丸、前列腺、精液当中都含有高浓度的锌。当人体内锌的含量缺乏时，性功能会因此而低下，睾丸素酶合成发生紊乱，男子将会出现阳痿和脸上长痤疮。锌对激发精子活动有着特殊的作用，缺锌会造成精子活动力的下降。长期处于缺锌状态而未及时补充，男性可出现精子数量明显减少、睾丸萎缩，最后导致不育。人体很容易缺锌，特别是已婚青年男性，因为他们正处在性生活高峰阶段，即在饮食摄入锌相对不足的情况下，又会随着精液失掉相当一部分的锌。锌可使性生活失调的人败部复活，重享鱼水之欢，是恩爱夫妻不可缺少的营养素。总之，锌对维持生殖功能起着重要作用，建议男性青年朋友适当增加一些含锌量高的食物的摄入，以免影响生育功能。在备孕期补锌，有助于"锌"想事成。

三、锌在人体内的分布及形态

锌在体内分布广泛但不均匀。人体内含锌量为2～2.5克，60%存在于肌肉中，30%存在于骨骼中，血液中含锌量不到锌总量的0.5%。新生儿体内含锌总量约为60毫克，成年女子体内锌总量约为1.5克，成年男子体内锌总量约为2.5克。血浆中的锌主要与蛋白质结合，游离锌含量很低。

锌在体内的主要存在形式是酶的构成成分，它参与体内六大类约200种酶的构成。

四、锌的生理功能

锌能提供一个高度局部化的电荷中心，且锌具有快速的配体交换作用。锌在体内广泛存在以及在细胞中高浓度的性质，使其在机体内像指挥官一样发挥着重要的功能，有至少九种生理功能。

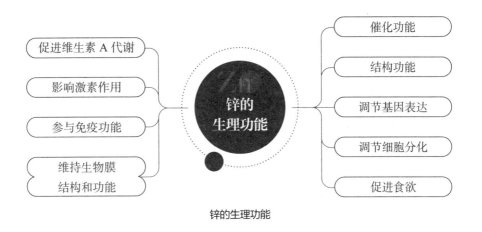

锌的生理功能

（1）催化功能　锌是体内多种酶的重要组成部分。碳酸酐酶是人类发现的第一种含锌的金属酶。目前已知含锌酶有近200种，六大类酶中均存在。在不影响蛋白质功能时去除锌，其酶活性降低，补充锌后酶的活性恢复，这种酶称为锌金属酶。如碱性磷酸酶是一种锌依赖酶，锌摄入量减少时，其酶活性降低，但是也不能认为锌耗竭时出现的体征和症状与碱性磷酸酶活性的变化直接相关。

（2）结构功能　锌指蛋白体现了锌的结构功能，它可让锌与四面体复合物相结合。锌指存在于各种参与细胞分化和增殖、信号传导、细胞黏附或转录的蛋白质中。锌也参与维持酶的结构，如铜锌超氧化物歧化酶中，铜在活化部位，锌维持酶的结构。

（3）调节基因表达　锌参与调节的主要成分包括调节基因启动子的金属-结合转录子和金属反应元件。锌的转运体通过将锌转入或转出细胞器从而调节代谢，影响激素或神经递质的基因转录或分泌。

（4）调节细胞分化　锌广泛参与核酸与蛋白质代谢，对细胞分化和复制等生命基本过程产生影响。锌对胎儿的生长发育也非常重要。锌是促进性器官发育、维持性功能正常所必需的元素。

（5）促进食欲　锌能帮助维持正常的味觉、嗅觉功能，促进食欲。这是因为维持味觉的味觉素是一种含锌蛋白，锌参与构成味觉素，对味蕾的分化及有味物质与味蕾的结合有促进作用。一旦缺锌时，人会出现味觉异常，食欲减弱，消化功能不良。

（6）维持生物膜的结构和功能　锌维持细胞膜稳定，影响膜的屏障功能、转运功能及膜受体结合。

（7）参与免疫功能　锌是保证免疫系统完整性所必需的微量元素。锌能直接影响胸腺细胞的增殖，使胸腺素分泌正常。锌还对各种T细胞的功能产生影响。

（8）影响激素作用　锌不仅对激素的产生、储存和分泌有作用，而且对激素受体的效能和靶器官的反应产生影响。

（9）促进维生素A代谢　锌在体内有促进视黄醛合成及构型转化的作用，参与肝脏中维生素A动员，维持血浆维生素A浓度的恒定，对维持暗适应能力有重要作用，对维持皮肤健康也是必需的。

由此可见，锌在生长发育、免疫防御、认知行为、创伤愈合、味觉调节等方面发挥重要作用。

五、锌的吸收与代谢

锌在体内与小分子肽结合生成复合物，以主动运输方式被吸收，主要吸收场所是十二指肠和近侧小肠。吸收的锌与血浆中的白蛋白或运铁蛋白结合，随血液进入门脉循环，进而分布于各器官组织。

锌的吸收率受膳食中含磷化合物（如植酸）的影响。植酸是膳食中抑制锌吸收的主要因素，过量纤维素及某些微量元素也影响锌吸收。高剂量的铁和钙对锌的吸收有拮抗作用。此外，体内锌营养状况也影响锌的吸收。锌的吸收率一般为

20%～30%。

不同组织锌的周转率不同。中枢神经系统和骨骼摄入锌的速率较低，这部分锌长时间被牢固地结合着，通常情况下不易被机体代谢利用。进入毛发的锌也不能被机体组织利用，且随毛发的脱落而丢失。存留于胰、肝、肾、脾中的锌的积聚速率最快，周转率最高。红细胞和肌肉中的摄入和交换速率则低得多。

饮食中锌的含量会影响锌在体内的吸收。锌的吸收率随饮食中锌含量的增加而减少。当体内锌处于平衡状态时，膳食摄入的锌中约90%由粪便排出，其余由尿液、汗液、头发排出或丢失。正常生理情况下，尿锌变化不大，一般在每天0.1～0.7毫克，平均约为每天0.3毫克。排出锌中包括膳食锌和内源锌，其中内源锌的排泄量随肠道吸收和代谢需要而变化，以保持体内锌的平衡。

六、锌的缺乏与过量

1. 锌缺乏的原因

我国居民膳食中锌摄入量普遍不足，主要与我国居民的膳食结构有关。我国居民主食为米、面等谷物及其制品，锌元素食物来源的50%由这些谷类食物提供，但在这些食物中，锌的生物利用率很低，只有20%～40%。锌在动物性食物中含量丰富，但在我国居民膳食中，动物性食物不居主导地位，因此我国居民锌摄入量普遍缺乏。

导致锌缺乏的常见原因包括：

（1）锌摄入量不足或降低　如母乳初乳中含锌量比成熟乳高，婴儿出生后未及时哺乳初乳或母乳不足而又未及时添加富锌辅食，可致婴儿锌摄入不足。

（2）锌吸收不良　如慢性消化道疾病可影响锌的吸收利用。

（3）锌需要量增加　一般来说，生长发育迅速的小儿、孕妇、哺乳期妇女等易出现锌缺乏。

（4）锌丢失过多　如肾病综合征。另外，铁、钙等元素摄入过多也可使锌的丢失增加。

2. 锌缺乏的危害

膳食中锌长期摄入不足时容易导致锌缺乏。锌缺乏属于Ⅱ型营养素缺乏，没有特定的临床症状和生化特征改变，锌缺乏可致生长期儿童发育迟缓、垂体调节功能障碍、食欲不振、味觉迟钝甚至丧失、皮肤创伤不易愈合、易感染等。青少年表现为性成熟延迟、第二性征发育障碍。成年男性则表现为性功能减退、精子产生过少、不孕不育等。

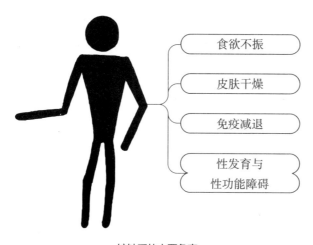

锌缺乏的主要危害

一般来说，锌缺乏首先表现为生长缓慢，此时人体组织中锌浓度无明显减少，当机体内调节机制进行自身调节后仍不能满足需要时，锌缺乏的临床症状就会出现。常见缺锌症状有：味觉障碍、偏食、厌食或异食；生长发育不良、矮小、瘦弱；腹泻；皮肤干燥、皮疹、伤口愈合不良、反复性口腔溃疡；免疫力减退、反复感染；性发育或功能障碍、男性不育；认知能力差、精神萎靡、精神发育迟缓；妊娠反应严重、胎儿宫内发育迟缓、畸形率增高、生产低体重儿；产程延长、流产、早产等。先天性锌吸收不良引起的锌缺乏，被证明与肠病性肢端皮炎有一定关系，但是这种严重缺锌引起的皮肤损害和免疫功能损伤，目前并不常见。

3. 锌过量的危害

锌的正常量和有害量之间范围相对较宽，且人体有锌的平衡机制，一般不易发生锌过量，锌过量多见于临床治疗中大剂量给锌。锌过量常可引起贫血、高密度脂蛋白胆固醇含量降低、乳酸脱氢酶失活、免疫器官和免疫功能受损、中性粒细胞及巨噬细胞活力的趋化性、吞噬作用及杀伤力受抑制等。

宝宝补锌莫过量

近年来，人们开始认识到锌这种微量元素对人体，特别是对婴幼儿生长发育的重要性后，家长们对宝宝补锌方面可以说是使出了浑身解数。但我们都知道，凡事都应该有个"度"，重要的是讲究科学，过度补锌反而出现其他病症。那么，宝宝补锌过量的症状是怎样的呢？

出现恶心呕吐现象　家长如果平时盲目的给宝宝补充锌元素，就会出现补锌过量的问题，因此会导致宝宝出现头痛、恶心、呕吐、腹泻等各种不适症状。如果家长在近期有给宝宝长期大量的服用锌制剂，出现这种症状后就要警惕可能是出现了锌中毒的问题，需要及时带宝宝去医院进行相应的检查和治疗。

出现缺铁性贫血现象　过量补充锌元素还会影响机体对铁元素的吸收，从而导致宝宝出现缺铁性贫血的问题，主要症状是注意力不集中、情绪低落以及精神萎靡等。

七、锌的供给量

《中国居民膳食营养素参考摄入量（2013版）》推荐成年人每日锌摄入量（RNI）男性为12.5毫克、女性为7.5毫克，可耐受最高限量（UL）为每日40毫克。对于经常接触铅、汞、镉等有害金属的职业群体，高温和高原环境作业人员，孕妇和乳母以及运动员，均应增加锌的摄入量。《中国居民营养与慢性病状况报告

（2020）》显示，中国居民平均每标准人日锌摄入量为10.3毫克，城市人和农村人摄入水平相近。各年龄组锌的膳食参考摄入量见下表。

中国居民锌的膳食参考摄入量

年龄	性别	体重（千克）	平均需要量（毫克/天）	推荐摄入量（毫克/天）	可耐受最高摄入量（毫克/天）
0 ~		6	—	2	—
0.5 ~		9	2.8	3.5	—
1 ~		13	3.2	4.0	8
4 ~		19	4.6	5.5	12
7 ~		27	5.9	7.0	19
11 ~	男	42	8.2	10.0	28
	女	41	7.6	9.0	28
14 ~	男	56	9.7	12.0	35
	女	50	6.9	8.5	35
18 ~	男	65	10.4	12.5	40
	女	58	6.1	7.5	40
50 ~	男		10.4	12.5	40
	女		6.1	7.5	40
孕妇	1 ~ 12周		7.8	9.5	40
	13 ~ 27周		7.8	9.5	40
	≥28周		7.8	9.5	40
乳母			9.9	12	40

注："—"表示未制定。

八、锌的食物来源

锌的食物来源广泛，但动物性和植物性食物的含量与吸收率差异很大。一般植物性食物含锌较低，过细的加工过程导致大量的锌丢失，如小麦加工成精面粉后大约丢失80%的锌。贝壳类海产品、肉类、动物内脏是锌的极好来源，如每100克牡蛎含锌量可高达100毫克以上；干酪、虾、燕麦、花生酱等是锌的良好来源；干果类、谷类胚芽和麦麸也富含锌；蔬菜和水果锌含量较低。我国含锌量丰富的食物见下表。

我国含锌量丰富的食物

食物	含锌量（毫克/100克）	食物	含锌量（毫克/100克）	食物	含锌量（毫克/100克）
生蚝	71.20	山核桃	12.59	蝎子	26.70
海蛎肉	47.05	猪肝	11.25	马肉	12.26
鲜赤贝	11.58	口蘑	9.04	螺、蛳	10.27
牡蛎	9.39	乌梅	7.65	香菇	8.57
鲜肉	8.50	芝麻	6.13	奶酪	6.97
小麦胚粉	23.40	黄蘑	5.26	地衣	5.00

人乳中锌的生物利用率比牛乳或大豆蛋白质中的为高，推测这与人乳中一种低分子质量成分有关。人乳中的蛋白质与大多数锌结合，比牛乳中的主要蛋白质酪蛋白更容易消化，这可解释人乳中锌的生物利用率较高的原因，但是关于母乳中促进锌吸收的因子尚无一致结论。

九、锌的强化与补充

将锌强化剂添加到食品中可预防营养性锌缺乏。GB 14880—2021《食品安全国家标准 食品营养强化剂使用标准》规定，常用的锌强化剂包括氯化锌、硫酸锌、氧化锌、碳酸锌4种无机锌与葡萄糖酸锌、乳酸锌、乙酸锌（醋酸锌）、柠檬酸锌（枸橼酸锌）、甘氨酸锌、柠檬酸锌（三水）6种有机锌。面粉、食用盐和饮料是锌营养强化剂的主要载体。对婴幼儿来说，较好的补锌强化剂是发酵法生产的具有左旋特征的L-乳酸锌，其生物相容性好，生物利用率高。食品强化锌的同时，还要注意与其他营养素强化剂的添加比例，比例不恰当会不利于锌的吸收。我国《保健食品原料目录 营养素补充剂（2022年版）》（征求意见稿）中规定了补锌保健食品的原料名称、用量等。

锌营养素补充剂的原料名称与每日用量

原料名称				每日用量（毫克）				功效
营养素	化合物名称	标准依据*	适用范围	功效成分	适宜人群	最低值	最高值	
锌	硫酸锌	GB 25579《硫酸锌》	所有人群	Zn（以Zn计）	1～3岁	0.8	3.0	补充锌
	柠檬酸锌	中国药典《枸橼酸锌》	所有人群		4～6岁	1.0	5.0	
	柠檬酸锌（三水）	国家卫生计生委公告2013年第5号	所有人群		7～10岁	1.5	6.0	
	葡萄糖酸锌	GB 8820《葡萄糖酸锌》	所有人群		11～13岁	1.5	8.0	
					14～17岁	2.0	10.0	
	氧化锌	GB 1903.4《氧化锌》	所有人群		成人	3.0	15.0	
					孕妇	2.0	10.0	

续表

原料名称				每日用量（毫克）				功效
营养素	化合物名称	标准依据*	适用范围	功效成分	适宜人群	最低值	最高值	
锌	乳酸锌	GB 1903.11《乳酸锌》	所有人群	Zn（以Zn计）	乳母	2.0	10.0	补充锌
	乙酸锌	GB 1903.35《乙酸锌》	所有人群					
	氯化锌	GB 1903.34《氯化锌》	所有人群					

*当标准更替时参考最新标准内容。

十、锌的药理作用

锌是生物体内不可缺少的元素，是人体内200多种酶的组成部分。在组织呼吸中，锌对蛋白质的合成、红细胞膜和造血过程都有重要作用。锌能与硫醇结合，阻断硫醇与铁结合，抑制铁的破坏性，阻止形成自由基。锌能抑制脂肪的过氧化作用，稳定细胞膜，使其对自由基的攻击更加具有抵抗力。总之，锌不但对细胞生长有促进作用而且对保护细胞具有重要意义。

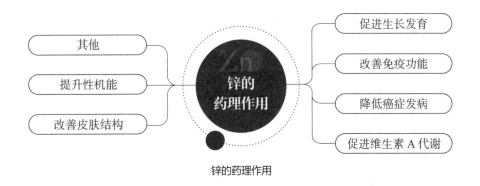

锌的药理作用

在缺锌时，蛋白质（尤其是色氨酸）合成受到抑制，很可能是由于核糖核酸合成减少造成的。动物缺锌可引起生长停滞、脱毛、皮肤损害等。人体缺锌可引起营养不良侏儒症、肝脾肿大、味觉和嗅觉障碍以及性腺功能减退等综合征。

锌的药理作用

（1）促进生长发育　1961年美国普拉萨德（Prasad）在伊朗农村中发现缺锌性侏儒的成年男子，检查发现其血锌浓度显著低下，出现生长发育迟缓、性成熟障碍、肝脾肿大、皮肤干燥、嗜睡、贫血等症状，称为伊朗村病。研究发现缺锌可使染色体变形，是造成流产的主要原因。锌能加速婴儿及儿童的生长发育，胎儿发育需要一定量的锌，否则可造成生长发育低下，其机理可能是生长激素含量明显降低，妨碍了核酸和蛋白质的合成。此外，锌缺乏导致味觉功能减退、食欲明显下降，并降低细胞活力，使消化功能明显降低。

（2）改善免疫功能　动物或人缺锌后，免疫功能低下，胸腺和脾脏萎缩，循环细胞数量和吞噬细胞数量明显下降。有学者认为，缺锌对老年人来说，能促进皮肤迟发型变态反应和抗体对结核菌素的反应。补充锌后，可纠正患者降低的免疫力和白细胞的吞噬功能，皮肤损害和精神抑郁症状随之消失。

（3）降低癌症发病　研究人员已经发现缺锌会诱发癌症。近年发展的隔室封闭学说，从某种程度上解释了锌与癌症关系的分子生物学基础。锌能帮助维持隔离室封闭体系，保护细胞不受自由基的攻击和损害，维护细胞按正常的生理程序进行分裂。此外，锌还能与硫醇结合，同时能帮助维持细胞不受自由基的攻击和损害，抑制脂肪的过氧化反应，稳定细胞的结构和功能，抵抗能力增强。

（4）促进维生素A代谢　锌与肝脏及视网膜的合成并发挥作用有关。它可以参与视黄醛的合成和变构，缺乏时导致转运蛋白合成受阻，肝内贮存的维生素A不能动员和转运出来，造成不良性缺乏，引起暗适应失常。

（5）提升性机能　锌是维持性机能和性器官正常发育不可缺少的物质。补锌可使性机能改善，促进男性睾酮分泌及精子生成，而且还有促进其他性腺分泌的作用。

（6）改善皮肤结构　高血糖素综合征可发生严重皮肤损害，用锌治疗后可迅速好转。机体严重缺锌时，可见肠原性皮肤损害。

（7）其他　锌通过促进核酸和蛋白质的合成，可加速创伤及溃疡组织的愈合、阻断肥大细胞膜上的受体、抑制颗粒作用、减轻变态反应；锌还可以控制血小板凝集、稳定细胞膜、防治细胞贫血等。

十一、锌的临床应用

近年来，临床研究发现有一些疾病表现为血清锌含量的改变，如急性组织损伤、烧伤、传染病、败血症、细胞贫血和一些皮肤病等，都会导致血清锌含量降低，补充锌后能改善这些疾病的症状。最近发现急性心肌梗死判定后，肾脏血浆锌显著下降。因此，有人认为血浆锌的测定对急性心肌梗死判定有很好的价值。慢性肾功能不全、性功能障碍、睾丸萎缩、创伤愈合延迟等患者，专家推测其肾机能可能存在锌代谢的异常，经测定发现其血锌含量显著降低。补充锌能否使这些疾病的临床症状得到改善则有待于进一步研究。另外，有一些疾病如甲状腺功能亢进、高血压等则表现为血清锌的增高。

锌在很多食物中都存在，正常人食物内并不缺锌，动物蛋白质内的锌容易被吸收利用。当锌在体内处于平衡状态时，人体摄入锌的约90%由粪便排出，其余部分由尿、汗、头发排出或丢失。至于机体出现上述疾病症状为什么会发生血清锌的变化，机理不太清楚，可能由于机体发热，血清锌被动员，血浆蛋白综合锌的能力降低，吸收量减少或丢失增加等。

1．锌的临床作用

锌的临床作用是当代微量元素研究中非常活跃的课题之一。

（1）治疗下肢溃疡　有人发现，慢性静脉性下肢溃疡病人的血浆锌浓度显著低于正常人，经采用口服锌补充后取得良好反应。

（2）促进伤口愈合　许多组织修复的早期，锌代谢量升高；修复晚期，下降到正常水平，补充锌可以加速创伤、溃疡及手术愈合。缺锌后，外科手术刀口愈合延缓，皮肤炎症也不容易愈合。有人认为口服锌能促进伤口愈合主要是由于锌离子促进组织细胞部位核酸和蛋白质的合成。此外，抑制慢反应物质及类似激素样作用从而可解除疼痛。

（3）治疗类风湿性关节炎　有学者研究发现，类风湿性关节炎患者血清锌含量显著低于正常人。此外，类风湿关节炎患者的血清内组氨酸含量低，与锌代谢有密切的关系，因此认为缺锌可能是类风湿关节炎发病或病情加重的原因。补充锌能提高局部组织的含锌量，可能促进机体对疾病的抵抗能力。补充锌可抑制炎症过程，从而改善疾病。分别对患者给予口服硫酸锌，每日1次，每次220毫克，治疗结果显示，采用锌治疗组的病人，在关节肿胀、关节僵硬、行走时间和自觉症状方面均比对照组为好。类风湿因子滴度、拍片无明显骨关节改变，而软组织肿胀现象减轻。由此可见，补锌可以治疗类风湿性关节炎。

> **小贴士**
>
> 需要提醒的是，本书中的用法与用量是在治疗疾病时的用量，所用的药物形式均是引用文献资料，不是每日服用量。在实际使用时应结合具体情况，酌情处理或咨询专家指导。

（4）治疗痤疮　有国外学者报道，在一组治疗痤疮的对照实验中，硫酸锌治疗组用药4周后，其丘疹、脓疱和浸润的数目明显减少，面部皮肤油腻也减少，治疗12周后平均痤疮的痕迹减少到15%。一致认为，硫酸锌对丘疹性和脓疱性痤疮有明显的作用。国内研究也证实，口服硫酸锌对治疗寻常性痤疮有效。但是上述临床报道中均未对血清锌的含量进行测定。通过原子吸收光谱测定显示，痤疮患者血清锌含量不低，补锌有明显疗效。有关硫酸锌治疗痤疮作用的机理尚不了解，但此说法不能解释青春期为什么有人患痤疮、有人不患痤疮。另有人认为，锌能稳定大分子和生物膜移动的速度及巨噬细胞的吞噬作用。关于病人服用硫酸锌后，皮肤油腻减轻，是否由于体内锌浓度增高，皮肤中含有很多的锌，从而在局部直接起到收敛作用，从而使皮肤分泌减少，尚需进一步研究。

（5）治疗肠病性肢端皮炎 肠病性肢端皮炎发生在婴幼儿时期，主要特点是皮肤糜烂、秃发、指甲营养不良及甲沟炎、胃肠道功能紊乱，有关病因及发病机理尚未彻底探明。许多患者的肠内寡肽酶缺乏，从而引起肠道内寡肽过量，学者发现患者血清锌离子减少，采用口服硫酸锌治疗有效，用药后血清锌浓度迅速回升，症状很快缓解。症状改善出现在血清锌回升到正常水平之前。国内相继报道，用硫酸锌治疗肠病性肢端皮炎获得成功。一般开始每日100~200毫克，分2~3次于饭后服用，待临床症状好转后改用每日50毫克的维持量，即可治疗和缓解。

（6）治疗小人症 近年来在伊朗和埃及发现青春期性机能减退性侏儒综合征，后证明与锌的缺乏有关。该病与缺碘引起的侏儒症（呆小症）不同的是，这种低血锌患者的性发育也会停止。给予硫酸锌治疗后，病情可获得改善。此外，锌对体格发育和智力增进都有重要的影响。补充锌可加速学龄儿童的生长发育，日本青少年身高增长可能与食物中锌的吸收利用有密切关系。最近国内也有人用硫酸锌治疗小人症以及正常发育身高稍偏低或增长不明显的青少年，通过2~3个月的治疗，身高有不同程度的增长。结果显示：给药组小儿体重、身高及血清锌浓度均超过对照组，改服用硫酸锌后，上述情况好转，表明硫酸锌补锌的重要性。

（7）治疗异食癖 异食癖是指好进食非食物性的异物，如纸张、泥土、香烟头、手指甲等，通常发生于儿童。过去认为异食癖是体内寄生虫所引起的，但临床上这类患者在进行驱虫治疗后异食癖的症状并未消失。在一个治疗实验中，患者经过口服硫酸锌后，8例痊愈，1例复发，但其加大剂量后痊愈。

（8）治疗肢体动脉硬化性跛行 锌与缺血缺氧肌肉中能量的代谢密切相关，可改善血液灌注，治疗肢体动脉硬化性跛行。研究认为可能与锌离子结合乳酸有关，给予足够量的锌后，使动脉硬化性跛行病情好转。

（9）治疗小儿厌食症　用锌治疗低体重小儿，对提高小儿的味觉敏锐度及食欲有显著效果。这可能因为锌有助于味蕾细胞的迅速再生。锌在唾液内形成锌唾液蛋白（即味觉素），是口腔黏膜上皮细胞的营养因子。缺锌后，口腔黏膜增生及角化不全，易于脱落，阻塞乳头中的味蕾小孔，使味觉减退并影响食欲。缺锌还可导致消化功能减退。

（10）治疗干槽症、口腔溃疡　干槽症与拔牙创伤及感染有关，拔牙后牙槽窝内的血块发生纤维蛋白溶解，血块感染的分解产物及细菌毒素刺激末梢发病，而补锌后有明显促进伤口愈合的作用。大量的临床研究证明，补锌可以明显促进口疮的愈合，对多原因引起的口腔溃疡，如肿瘤患者放化疗引起的口疮、白塞氏病口疮、复发性阿弗他性口疮、创伤性口疮等均有明显疗效，对复发性口疮有效率高达98%以上。锌对口腔溃疡的疗效，与锌元素的促进溃疡愈合及免疫调节作用有关。

（11）治疗性机能障碍　缺锌时人体性机能低下，第二性征发育不全，女性有闭经现象，补锌治疗有效。

（12）治疗原发性胆汁性肝硬化的暗适应失常　锌是将视网膜内维生素A转变为活性形式的一个重要因子，因为此反应是通过含锌的金属酶——醇脱氢酶进行作用的。所以尽管血清维生素A水平正常，但由于缺乏锌造成视黄醛不足，暗适应仍受影响。补充锌后暗适应可得到纠正，充分补充后恢复正常。

（13）治疗威尔逊病　在威尔逊（Wilson）病的试验研究中发现，患者存在铜过量的情况，锌可竞争性抑制铜在小肠内的吸收。因此，有学者推测高锌饮食能减少铜在体内的积聚，可用锌盐疗法治疗。关于锌盐治疗该病的机理尚未探明，除了与锌和铜在体内有生物学竞争作用外，有人认为肠道内高浓度的锌可促进肠黏膜细胞合成金属物质，与锌结合后进入肠黏膜细胞内，并可与肠道内的铜结合，使铜大量聚积于肠黏膜细胞内，最终随着细胞的脱落而排出。

（14）治疗胃十二指肠溃疡　硫酸锌具有促进胃溃疡的愈合的作用。在实验中发现，硫酸锌治疗胃溃疡具有和生胃酮类似的效果，锌促进胃黏膜再生。最新研究发现，锌制剂可用于治疗和根除幽门螺杆菌的感染。

（15）抗病毒感染　锌抗病毒感染的作用机理为直接抑制病毒的繁殖、增强机体细胞免疫机能（特别是吞噬细胞的吞噬功能）、抑制肥大细胞和嗜碱性粒细胞释放组织胺类物质以减轻鼻部和肠道卡他性炎症。

（16）其他　除上述作用外，对于长期应用高热量输液引起的锌营养缺乏症，用硫酸锌治疗也有效。

近来有慢性前列腺炎患者血浆锌含量低于正常人的报道。另外发生肝病时，由于锌的吸收减少或排泄增加可引起锌缺乏，带来不良影响，主要是促进肝纤维化、诱发肝性脑病、肝脏药物代谢酶活性降低。世界卫生组织和联合国儿童基金会联合推荐："所有腹泻患儿在腹泻开始时都应该补锌；补锌能明显减轻腹泻严重性、缩短病程；并在以后2～3月减少腹泻发生。"

尽管人们认为口服锌剂可以治疗多种疾病，但我们反对将锌作为百病灵药。因为锌的大量摄取可影响人体免疫反应，降低高密度蛋白水平和其他元素的吸收以及引起锌中毒等。故临床使用时应掌握适应证，避免滥用。此外，还要严格控制剂量和疗程。通常剂量和浓度要小，每日剂量不宜超过生理需要量的5～10倍，疗程不宜超过2个月。

2．不良反应

人们服用无机锌盐常见有恶心、呕吐、便秘等反应，一般都比较轻，但长期服用是否对身体有害有待进一步研究。据报道，食物中污染锌可引起中毒。一般认为血清锌含量不超过150微克/100毫升的患者长期服用氨基酸锌、蛋白锌等，未见毒性反应。

人们服用无机锌盐的重度型反应一般表现为急性胃肠炎症状，如恶心、呕吐、腹痛、腹泻，同时伴有头晕、周身乏力，但不发热。严重可出现胃肠出血。原因是胃中的盐酸与硫酸锌发生作用，形成具有强烈腐蚀作用的氯化锌。有时还能引起胃肠穿孔。当出现上述毒性症状时，应立即停止服用。

一般认为饭后服用锌制剂可避免胃肠道的副作用。此外，在治疗痤疮时，锌不宜与四环素同时服用，因为锌会抑制四环素的吸收。

3．用法与剂量

锌制剂治疗属于补充疗法，适用于锌缺乏症和因缺锌所导致的疾病。锌的治疗剂量目前尚无统一规定，常有以下两种方法：每次服用硫酸锌110毫克，每6小时一次；或每次220毫克，每8小时一次。儿童为每日1～10毫克/千克。剂量过大，非但不能提高血锌浓度，反而可导致不良反应。有条件最好做血清锌含量测定，如血清锌含量未超过150微克/100毫升生理限度者，即使实行长期锌疗法，也很少见毒性反应；如血清锌含量超过限度则应减量或进行维持疗法。长期治疗时通常每日给锌10～20毫克。服用锌期间，应避免食用纤维素、植酸盐多的粗食物，与肉类食物一同服用时吸收效率高。治疗威尔逊病时，服锌后4小时禁食，服锌前1周停用青霉胺。

需要说明的是，以前补锌以硫酸锌、葡萄糖酸锌等锌盐最为常用，但肠胃反应比较明显。目前已逐渐停用。目前广泛使用的是以柠檬酸锌盐或蛋白锌形式存在的锌剂，具有见效快、效果好、无肠胃反应等优点。

循证，拿证据说话

中国营养学会营养与保健食品分会组织有关专家，参照世界卫生组织（WTO）推荐的证据评价方法和标准，对锌补充与相关疾病研究的文献进行了综合评价的结果显示，锌补充2.5～45毫克/天很可能对儿童腹泻有辅助治疗的作用，可改善腹泻症状、缩短腹泻时间；锌补充10～40毫克/天很可能对儿童肺炎有辅助治疗作用，可改善肺炎症状、缩短肺炎康复时间；锌补充9～266毫克/天很可能降低糖尿病患者的血糖和糖化血红蛋白水平；锌补充9～226毫克/天可能改善血脂异常，降低总胆固醇、低密度脂蛋白和甘油三酯；锌补充7～25毫克/天很可能会减轻抑郁症状、降低抑郁患者的抑郁症状评分。对于其他疾病，如婴儿低出生体重、男性不育、儿童反复呼吸道感染和厌食等，未进行证据体综合评价。

4．锌可能存在的毒性问题

从营养平衡的角度来看，在适量补锌的情况下，锌被认为是一种相对无毒的微量营养素。然而，过量摄入锌可能导致急性或慢性中毒。急性锌中毒可导致胃疼、眩晕和恶心等症状。人体长期缓慢摄入过量的锌可影响胰腺酶活性和血清脂蛋白水平，抑制铜和铁的吸收，并损害免疫系统。

5．判断人体缺锌的方法

锌缺乏病在临床上一般可以分为锌缺乏和亚临床锌缺乏（或称为轻度锌缺乏）。目前常见的锌缺乏病多为亚临床锌缺乏，除了肠病性肢端性皮炎为严重锌缺乏外，一般很难见到严重锌缺乏病的病例。

由于锌缺乏缺乏特异性的临床表现，也缺少特异性强而且敏感的生化评价指标，故目前对锌缺乏病没有理想的诊断方法和诊断指标，一般结合对病人的临床检查、膳食营养状况、和一些实验室生化检验（血清或血浆锌、发锌等）以及诊断性治疗试验等综合判定。用原子吸收分光光度法测定血清锌或血浆锌。测定发锌在一定程度上可反映一个人的锌营养状态。缺锌的诊断目前未有特异性方法。对于亚临床锌缺乏，则主要依赖对病人膳食营养状况的调查和实验室生化检验进行诊断，需要强调的是，诊断性治疗试验可能是评价轻度亚临床锌缺乏病最简单有效的方法。

十二、生活中如何科学补锌

1．给您说说知"锌"话

男人偶尔会有"力不从心"的时候，不用担心，这不一定是生理上的问题，劳累、压力、身体不适都可能导致这种"突发事件"。男人要想"精益求精"，不妨从"锌"入手。这就是我想给您说的"锌"里话。

因为好"性"情，需要好"锌"情。锌对激发精子活动有特殊作用，缺锌会造成精子活动下降。精子的活动性指的是精子克服重重困难，通过女性的生殖通道，最终到达卵子的能力。人体内锌含量偏低会减弱精子的活动性，而适宜的锌含量则能使其恢复正常。锌在性活动中占有主导地位，对维持生殖功能起着重要作用。所以建议男性青年朋友日常要尽量少饮酒，并适当增加一些含锌量高的食物的摄入。

2. 健美皮肤要用锌

锌是人体的必需微量元素。它在人体中虽然只有两三克，但其在皮肤中却占15%~20%，在皮肤的微量元素中，锌的含量最高。锌决定着皮肤的光滑程度和弹性程度，参与黑色素合成，防治痤疮，维持皮肤的光泽和光滑性，有"皮肤是锌镀"之说。皮肤缺锌易出现脱屑、粗糙、皱纹，同时易发湿疹、痤疮和疥癣等。

锌可以帮助细胞分裂。动物缺锌时，除发育障碍、生殖机能低下和骨骼异常外，还会发生脱毛等皮肤的病变。

锌是健美的皮肤不可缺少的重要成分。锌对成纤维细胞的增生、胶原纤维的合成都极为重要。据测定，银屑病（即牛皮癣）、脂溢性皮炎、寻常痤疮等皮肤病患者血清中的锌含量都低于健康人的水平。

严重痤疮的男性患者血清锌的浓度大都明显偏低，即使有的患者血清锌浓度正常，也不能说明他体内不缺锌。造成缺锌的原因可能与青少年的生长发育期对锌的需要量增加有关，也可能与锌的吸收减少或锌的丢失过多有关。给他们补充锌后，临床症状都获得了良好的改善。孔祥瑞在1985年报告了锌对于改善皮肤的作用：一共64例痤疮患者，其中36人患痤疮超过2年，25人超过5年。分成3组进行试验，第一组口服补锌（剂量相当于每天135毫克），第二组补锌加维生素A（每天30万国际单位），第三组单独给维生素A及安慰剂。对每一随访者进行痤疮计数，计算丘疹、脓疱和浸润的数目。结果用药4周后，在补锌治疗组，其丘疹、脓疱和浸润的数目明显减少，面部皮肤油腻减少。此外，治疗12周后平均痤疮的痕迹（瘢痕）从100%减少到15%。补锌加维生素A组的疗效并不优于单独补锌组。另有学者进一步证明，口服硫酸锌对丘疹性和脓疱性痤疮有明显的作用。91例寻常性痤疮患者采用双盲法观察，一组48例，口服硫酸锌片，每日2次，每次0.2克；另一组43例，服安慰剂，疗程12周。结果补锌组75%的患者在治疗2周后有良好的疗效，两组在统计学意义上有明显差异。

3．预防糖尿病宜补锌

糖尿病是当代世界三大疾病之一，是多种病因引起的以慢性高血糖为特征的代谢紊乱。国内外糖尿病学和营养学研究表明，糖尿病的发生和发展与微量元素锌的缺乏有关。

研究发现，锌是胰岛素的重要组成部分，胰岛素的分子结构中有4个锌原子，胰岛素以晶势或亚晶势锌-胰岛的形式存在于胰脏的分泌腺中，体内的锌直接影响到胰岛素的合成和激素的活性。如果体内缺锌，会引起胰岛素原的转化率降低，致使血清中胰岛素水平降低，肌肉和脂肪细胞对葡萄糖的利用也大大降低，大量的葡萄糖将留在血液中，使血糖浓度增加，从而出现糖尿病。

糖尿病患者机体缺锌的原因：一是糖尿病机体分解代谢亢进，组织锌释放增加，锌从尿中排泄增多；二是患者的蛋白质代谢呈负氮平衡，影响了十二指肠的锌载体蛋白合成，造成锌在肠内吸收障碍，使锌呈缺乏状态。另外，糖尿病患者控制饮食，锌摄入不足，也可能是造成锌缺乏的一个原因，补锌对糖尿病有明显疗效。

4．优生优育话"锌"生

锌是酶的活化剂，参与体内200多种酶的活动与代谢，它与蛋白质的合成、碳水化合物和维生素的代谢、激素的合成和内分泌的活动关系十分密切，发挥很多也很重要的生理功能。

（1）孕妇应避免锌缺乏　孕妇担负着自身和胎儿的营养供给，锌缺乏，对胎儿的生长发育十分不利，尤其会使胎儿心、脑等重要器官发育不良。有报道，13%～18%的缺锌孕妇的胎儿发生缺陷。缺锌会降低免疫力，孕妇容易生病，孕妇生病自然殃及胎儿。此外，缺锌会使孕妇味觉、嗅觉异常，食欲减退，消化和吸收功能不良，又势必影响胎儿发育需要营养素的供给。临床研究证明，有的胎儿中枢神经系统先天畸形、宫内生长迟缓以及婴儿出生后脑功能不全，都与孕妇缺锌有关。缺锌肯定对孕妇、胎儿有害。缺锌就要补锌，补锌不可盲目乱补，需要经过检查（验发）和诊断，确认缺锌才补，药补宜在医生指导下进行。这样孕妇的营养状态均衡，胎儿生长发育获得最佳的生长环境，优生优育才有保障。

（2）备孕中的男女应该多补充一些锌元素吗　在过去，也许人们会觉得备孕就是女方的事，男方是不需要付出什么努力的，但如今不一样了，随着观念的改变，越来越多的人意识到备孕期间男人也一样应该注意，尤其是在营养方面。锌是超氧化物歧化酶（SOD）组成成分之一，缺锌可使超氧化物歧化酶活性降低，过氧化反应增强，精子细胞膜稳定性和通透性受损，第二性征发育不全，精子呼吸抑制，精子活动力和穿透力下降，导致难孕或不育。

锌缺乏可增加许多感染性疾病的危险性和严重程度，限制生长发育，影响妊娠结果。人体内的锌约60%存在于肌肉、30%存在于骨骼，存在于骨骼中的锌不易被机体自身动用。体内仅10%～20%的锌可被代谢利用，称作快速可交换锌池（EZP）。快速可交换锌池有100～200毫克锌。再加上锌缺乏时没有特定的临床症状和生化特征改变，机体首先是减少内源性损失（通过减少粪、尿中锌的排出）和可能的代偿性适应，如降低生长发育或免疫功能等代偿对锌的需求。只有当体内这种稳定机制的调节仍不能满足需要时，锌缺乏的临床症状才会出现。基于锌缺乏的这种"隐蔽性"以及锌对机体生长发育的重要性，备孕中的男士应适量补充一些锌元素。补锌对于提高女方的受孕概率以及胎儿质量都有一定的帮助。但对于健康的成年人，仍强调主要通过膳食进行补充，且由于动物性食物中锌含量较高，补锌的同时还要注意保持其他营养素的均衡，如避免摄入过多动物蛋白。

锌对育龄妇女的营养与健康状况密切相关。缺锌可影响女性垂体促性腺激素的分泌，使卵巢功能减退、发育迟缓、性反应不敏感，第二性征及生殖器发育不全、月经不正常、闭经、不孕等。母体严重缺锌可能导致产程延长、宫内生长迟缓、畸胎形成或死亡。因此，改善育龄妇女的锌营养状况具有极其重要的意义。

我国大部分育龄妇女和孕妇都存在不同程度的锌缺乏。目前临床上判定是否缺锌主要是测定血清（浆）锌。世界上约有82%的孕妇锌摄入量不足，有发生锌缺乏的危险。青春期女孩、多次怀孕的妇女、肠道吸收不良的妇女，尤其以素食为主的妇女更容易发生锌缺乏。

由于育龄妇女在人群中是一个特殊群体，其健康状况不仅关系到母体自身，更关系到下一代，因此研究锌补充对育龄妇女营养与健康状况的影响是非常必要的。临床治疗中往往没有考虑锌的生物重要性，因此鉴别其缺乏或者过量的表现也很有必要。尤其重要的是，需要尽快建立评价育龄妇女锌缺乏或补锌过量的严重程度以及早期诊断、预防和治疗的有效方法。食品中强化锌对预防育龄妇女锌缺乏也是非常重要的，但是需要研究添加量、添加形式以及元素间的相互作用对人体健康状况的影响，这些将是今后该领域需要研究的重要课题。

5. 增强免疫系统活力的锌

人的身体需要锌来制造超过200种不同种类的酶。适量的锌对免疫系统的发育以及维持人体正常的免疫功能有不可忽视的作用。锌可促进淋巴细胞有丝分裂，增加T细胞的数量和活力，锌缺乏会影响体液及细胞免疫，引起生长发育迟缓，导致胸腺、淋巴结等免疫器官萎缩，影响胸腺素的产生，也会影响含锌酶的基因表达从而影响抗体的形成。有研究显示，在给接种过疫苗的老年人补充足量的锌之后其体内产生的抗体会增加。此外，锌缺乏还会降低T细胞的数量、活性以及吞噬细胞的能力和自然杀伤细胞的活力等，从而导致身体免疫力的下降。没有锌就没有这么多酶，包括免疫系统正常工作所必需的酶。人体特别需要锌来制造白细胞，保持嗜中性粒细胞、T细胞和自然杀伤细胞的活性。自然杀伤细胞是消灭癌细胞和抵抗感染的淋巴细胞。人体中的大多数锌和这些自然杀伤细胞有关。

锌制造的其他物质在细胞的生长和分化中起核心作用。有趣的是，锌在调节细胞的正常死亡方面也很重要，这是当免疫系统命令有缺陷的细胞自我解体时的一种细胞自杀行为。如果命令不通过，有缺陷的细胞就会分裂失控，从而变为癌细胞。

今天，锌普遍用于治疗伤风和感冒的止咳药中，当人体觉得有不适症状而服用止咳药的话，可以减轻感冒症状，从大约平均1周缩短为4天时间。为解决感冒问题，有学者建议使用加甘氨酸的葡萄糖酸锌制成的药物。让药物缓慢溶解在嘴里，不要咀嚼。成人可以每几个小时使用一次，最多用2天，每天不超过12片含片。每个含片中至少要含22毫克锌。如果小于这个量，效果会不明显。

锌还可以帮助伤口愈合，包括手术的伤口。如果必须做手术，手术前后几周服用锌补充剂会帮助伤口更快愈合，减少感染的机会。如果伤口愈合不理想，很可能是锌含量过低导致的。不幸的是，锌在食物中含量并不丰富，而且仅有的锌也不容易被身体吸收，人们可能需要在日常生活中添加锌补充剂。

锌还可以用于改善胸腺功能，这是位于颈部在胸骨上方的一个器官，胸腺对人体健康至关重要，因为它可以制造相关激素，"告诉"免疫系统应该做什么。胸腺在婴儿时期是相当大的，但到了十几岁时，它会自然缩小到找不着的程度。到50岁的时候，胸腺实际上已经不存在了。虽然部分的胸腺萎缩是正常的，但人们当然不希望它彻底消失。保持胸腺正常工作的方法之一是保证获得大量的锌。服用锌补充剂能使胸腺恢复活力并继续工作。

尽管每日基本的锌需求量男性和女性分别为大约15毫克和12毫克，令人担忧的是大部分成年人都缺锌，尤其是老年人。近期对意大利老年人的一项研究发现，连续三个月每天服用25毫克的硫酸锌可使参与者免疫系统的总体状况得以改善，这个结论基于参与者的T细胞计数。

为了避免锌缺乏并从锌中受益，有学者建议每天服用25毫克的锌。

6. 孩子长高莫轻"锌"

很久以前，在伊朗偏僻的农村，有些儿童发育迟缓，成年以后其身高不超过1.4米。人们称之为"伊朗乡村病"，长期以来医生找不到病因，也无法治疗。直到1961年，伊朗医生柴赛德发现，这种病与体内缺锌有关。于是，他通过给当地儿童补锌并食用含锌丰富的食物的方法，取得了很好的疗效。此后，科学家对锌的生理功能进行了深入研究，大量的试验证明，人体内锌的含量提高，氮的含量就高。氮是蛋白质和核酸的主要成分，这就说明锌是通过促进蛋白质、核酸的合成进而促进儿童生长发育的。锌还参与生长激素的合成而对生长激素起作用；加快细胞的分裂速度，使细胞的新陈代谢保持在较高水平上，从而加速幼儿及青少年生长发育。我们常看到十一二岁的女孩比同龄男孩高出一头，令某些争强好胜的男孩愤愤不平，其实这是锌在作怪。因为十一二岁正是性器官的发育期，而男孩性器官的生长发育需要消耗大量的锌，这期间男孩体内的锌几乎全部供应了性器官发育之所需，再无余力帮助骨骼发育和生长，所以此时男孩常常比同龄的女孩要矮许多。可是青春期一过，在短短的几个月内，男生突然"后发制人"，身高超过女生，锌量充足的男生不仅身高高，而且生理发育也较快、较成熟，由此可见，十一二岁的女孩常比同龄男孩长得高，其实是锌在人体生长发育过程中开的一个"小玩笑"，这也正说明锌在人体生长发育中的重要性。

7. 补锌让您秀发如云

谁都想拥有一头秀发，那么，怎样得到呢？一般来说，要想使头发乌黑秀美，需增加营养，多吃些含多种维生素、微量元素、蛋白质的食物。

人的毛发中含有大量的锌，正常人的头发锌含量为125～250微克/克。头发的生成离不开锌，柔顺优美的发质与适宜的发锌量密切相关。锌可以促进头发的细胞分裂，它不仅可以促进头发的生长，还可以保持头发长久的漂亮、柔顺，对维持高质量的发质起着非常重要的作用。但如果缺乏锌元素，头发就不能正常合成蛋白质，生长受到阻碍，脱发就会增加，头发质量会变差。锌在毛发中的半胱氨酸分子间的螺旋结构上可以形成一种化学键，它类似于二硫键，对头发生长、保护具有重要意义。我们常常看到，肠病性肢端皮炎患者由于严重缺锌而导致头发脱落。其实，这种头发脱落，只是人体为了减少头发生长所要消耗的原本就缺乏的锌，可以看作是机体的自我保护措施。这也说明锌在头发生长中的重要作用。锌缺乏往往导致患者头发发质变差、干燥、黄灰，甚至脱落。洗发时，可以减少毛发的锌含量，引起毛发锌缺乏，使发质变差。在洗发用品中加入锌，或在洗发液中添加一些含锌添加剂，可以为毛发茎内结合氨基酸提供足够的锌离子，预防洗发引起的头发锌丢失，有助于改善发质，具有美发护发的功效。

一般来说，饮食中没有摄入足够的锌是头发变坏的主要原因。人体需要适量补锌来保持头发健康生长。锌不仅能促进头发生长，还能缓解导致脱发的激素问题。它还有助于保持头皮健康，防止过早变白、脱发，真正让您"秀发如云"。

8. 好"锌"情带来女性"好心情"

面对工作、生活上的种种压力，怎样才能将负面情绪扫地出门？

有研究指出，锌质对于人体脑部的运作非常重要，它能保持人体中细胞及酶的正常功能，并帮助制造能稳定情绪的蛋白质，有效缩短身体内外伤口愈合的时间。如果想改善精神状态，时刻都保持头脑清醒，并且不会受精神压力影响而感到不快的话，可多吃含锌质的食物，如脱脂奶、蛋类、啤酒酵母、瘦猪肉、小麦胚芽、蚝、香蕉等，以平衡人体的各项活动。

在快节奏的当今社会，女性兼顾事业和家庭，常常导致情绪波动很大。《欧洲临床营养学杂志》上发表的一项研究发现，每日摄入锌元素可缓解女性的愤怒和抑郁情绪。日本京都大学初级学院和圣德大学的研究人员为30名女性志愿者提供了10周剂量的复合维生素，或加锌（7毫克）复合维生素。在研究的后期，服用加锌复合维生素的女性志愿者，愤怒敌对情绪和抑郁沮丧情绪显著减少。越来越多的证据表明，锌缺乏会诱导动物的抑郁样行为，而锌补充剂能够逆转这种行为。初步临床试验也表明，在抗抑郁疗法基础上增加锌补充剂能够更快、更有效地改善抑郁症状。

9. 胃口变差"锌"不可少

夏季悄悄来临，孩子和老人容易胃口不好，吃起饭来很费劲。不是因为太热导致没胃口，而是出汗会带走体内大量的锌，锌流失就会导致食欲不振。锌虽然在体内的含量很少，但却承担着十分重要的生理使命。缺锌的孩子食欲减退，免疫力低下，还会反复感冒，口腔溃疡，长期缺锌还会导致生长发育落后，身材矮小，智力发育迟缓。锌有助于改善食欲，它可帮助味蕾细胞再生，借此修复钝化的味觉，而味觉会再与嗅觉相互作用，以此来判断出食物的风味。拥有正常的味觉、嗅觉才能引起食欲，进而刺激口腔分泌足够消化液，帮助肠胃蠕动及营养吸收。另外，老年人进食常没有年轻人那样有滋有味，总觉得吃东西不香，因为老年人的食欲降低，除了与胃肠消化功能有关外，锌营养素的摄入状况也是很重要的因素。据国外报道，老年人体内普遍缺乏锌元素。锌是构成味觉和胃酶的重要成分，缺锌的早期表现往往是味觉减退。因此，当开始出现食欲不振的情况时，不妨考虑补充点锌营养素。

10. 食品补锌剂——柠檬酸锌

补锌剂被用作预防营养性锌缺乏症已有50余年的历史，国际上允许使用的补锌剂分为无机锌和有机锌两大类，共十几种。柠檬酸锌是近年来新研制开发的一种有机补锌剂，卫生部于1997年批准其列入GB 2760—1996《食品添加剂使用卫生标准》的增补品种名单，被正式确定作为食品营养强化剂使用。

（1）柠檬酸锌的性质和结构　柠檬酸锌又名枸橼酸锌，化学名是2-羟基丙烷-1，2，3-三羧酸锌（其化学结构式见下页图），是白色的结晶性粉末，流散性能好，无臭无味，微溶于水，易溶于稀盐酸和氢氧化钠溶液。热稳定性好，200℃高温不变性。一般含锌量高达30%~34%（因含结晶水的多少而变动），理论含锌量为32.1%（二水合柠檬酸锌）或31.2%（三水合柠檬酸锌）。柠檬酸锌是锌与柠檬酸的小分子配合物，化学式为$Zn_3(C_6H_5O_7)_2 \cdot 2H_2O$或$Zn_3(C_6H_5O_7)_2 \cdot 3H_2O$，相对分子质量为610.37或628.42。其几何构型为中心锌原子与两个柠檬酸的中间羟基及中间羟基和每一个柠檬酸的一个末端羟基相键合，构成锌的八面体结构。

柠檬酸锌化学结构式

（2）柠檬酸锌的生理特性

①柠檬酸锌口感好，无不良气味和涩味，为稳定的络合物结构，无胃肠道刺激。

②柠檬酸锌可转化为柠檬酸，柠檬酸是人体中的营养成分之一，参与三羧酸循环后在人体内彻底氧化为二氧化碳和水，部分锌离子被人体吸收，对胃酸的依赖程度低，同时可避免与铁发生拮抗作用，但可拮抗环境中铅、镉等重金属，从而减轻重金属对人体的危害。

③柠檬酸锌安全无毒副作用，小鼠急性毒性试验LD_{50}值大于10克/千克体重，是硫酸锌的9.7倍、葡萄糖酸锌的5.1倍，属实际无毒物。

④柠檬酸锌的人体吸收性好，生物利用率高。经药代动力学研究证实，口服柠檬酸锌后，在消化道内吸收较快，其相对生物利用率是葡萄糖酸锌的1.36倍、硫酸锌的2.36倍。此外，经与人体母乳的色谱峰对比得知，柠檬酸锌是人体母乳中锌的一种主要络合物。柠檬酸锌也是人体前列腺和精液中锌的主要存在形式，

具有重要的生理功能。

（3）柠檬酸锌的应用研究　柠檬酸锌在国外主要用于牙膏、漱口水中作为洁牙剂，添加0.5%～1.0%柠檬酸锌的牙膏能有效地防治牙龈炎、牙结石、牙出血和龋齿，还对牙膏性能有良好的改善作用。在漱口水中主要应用柠檬酸锌的碱金属盐类，以提高其溶解性能。我国对柠檬酸锌的研究比较深入，主要用作饲料添加剂、医药原料（为国家四类新药）和食品添加剂。使用柠檬酸锌作饲料添加剂研制的高锌元素蛋，在临床应用上补锌效果良好。我国卫生部于1997年正式确定柠檬酸锌为食品添加剂，目前其使用范围和使用量按照GB 14880—2012《食品安全国家标准　食品营养强化剂使用标准》中的规定执行。由于柠檬酸锌为白色流散性能好的粉末，热稳定性好，所以更加适合直接添加于面粉、食盐、豆奶粉、固体饮料中使用，柠檬酸锌同时具有抗结块剂的作用。另外，柠檬酸锌还特别适于制造片剂、胶囊和固体冲剂等锌保健食品（营养素补充剂）。

（4）可溶性柠檬酸锌的应用　由于二水合柠檬酸锌难溶于水，易沉淀，不能很好地均匀分散，导致其在液体食品和饮料中的应用受到限制。作者经过多次试验研究，采用相平衡法和特制反应控制器，终于制备合成了一种可溶性柠檬酸锌（三水合柠檬酸锌），该产品为白色晶体或粉末，几乎无苦涩味和异味，化学性质稳定，溶解度大于3.6%。用乙二胺四乙酸（EDTA）标准溶液进行滴定测定，测得锌元素含量为31.2%。该产品非常适合应用在液体奶、饮料、口服液等产品中，无论是从口感好、含锌量高，还是从生物学效价更高层面来看，都可认定可溶性柠檬酸锌（三水合柠檬酸锌）是一种非常值得推广应用的补锌强化剂。

第二章

生命之火种：
长寿元素硒

一、硒的前世今生

硒（Selenium）是一种非金属元素，化学符号是Se，原子序数为34，在化学元素周期表中位于第四周期ⅥA族。

1817 年，瑞典化学家贝采里乌斯（Berzelius）在自家经营的硫酸工厂铅室底部发现了一种奇怪的红色粉状物质，该物质除去已知的硫黄后，用吹管加热，会散发出一种蔬菜腐烂的味道。最初他误认为这种物质是碲，但是后来他不断地对这种物质进行实验和分析，确定这是一种新元素。由于它的性质非常类似碲元素，是碲的姊妹元素，而碲的名称为"Tellurium"，含义是"地球"，因此，贝采里乌斯给硒取名"月亮"，在希腊文中称作Selene（赛勒涅），意为"满月女神"。

贝采里乌斯发现硒元素以后，由于缺少深入的研究，人们一直不了解它的生物学作用，在很长的时间里，一直把硒看作是对动物和人有毒、有害的物质。20 世纪30年代末，第二次世界大战爆发，由于战争导致食物缺乏，特别是蔬菜缺乏，许多出征海外的德军士兵出现了肝坏死。当时，有一位科学家施瓦茨（Schwartz），他通过大量的实验发现含硫氨基酸（因素1）和维生素E（因素2）可以保护肝脏，还有一种因素（因素3），但不清楚它的具体成分是什么。在施瓦茨鉴定因素3的过程中，实验室里散发出类似大蒜的刺激气味，一位同事提醒他这种气味很像吃了高硒饲料的牛呼出的气味，建议他测定因素3中是否有硒。果然，经测定，硒是阻止大鼠食饵性肝坏死的因素3的主要组分，这个因素3就是硒酸酯多糖（另两个因子是胱氨酸和维生素E）。施瓦茨由此建立了缺硒可导致肝坏死的概念。一直到1957年，美籍德国生物化学家施瓦茨以及弗尔茨（Foltz）才发现硒是生命的必需微量元素。大量研究揭示，硒与人体健康息息相关。这期间间隔了整整140年的漫长岁月。这一发现，是人类在认识硒元素生物学功能上的首次重大飞跃。在很长一段时间里，人们没有发现和认识到硒居然和健康还有重要关系。所以，著名营养学家、美国康奈尔大学库姆斯（Combs）说："由于我们以往缺少对硒的认识，多少人用生命付出了沉重的代价。对于人类来说，在过去的时间里，最大的悲哀不是缺硒本身，而是我们没有认识到硒对人类健康的重要性。"

1935年，我国黑龙江省克山县一带发现儿童和育龄妇女得了一种地方性怪病。病人起病急，得病以后面色苍白，手脚冰凉，头晕气短，恶心呕吐，死亡率非常高。患者在几小时或一两天内死亡。临床表现为心律失常，心动过速或过缓，心功能性代偿，心脏扩大呈球形等，进而发生心源性休克或心力衰竭。以后陆续在全国15个省区都发现有这种地方性疾病。由于在克山县首先发现，而且发现时病因不明，人们就用地名把这种疾病命名为"克山病"。1969—1972年中国预防医学科学院防治克山病研究组奔赴黑龙江省克山县，通过大量的流行病学、环境生态学、临床预防医学、病理学及生物化学等方面的综合性科学考察，终于将这种疾病确诊为与缺硒密切相关的心肌病，并用硒治疗获得成功。我国科学家杨光圻在1973年发现克山病是由缺硒造成的慢性地方性心肌病，这是人类在认识硒元素功能进而用硒元素为人类健康服务的又一次重大飞跃，也奠定了硒是人体必需微量元素的基础。

随后，人们发现硒能预防家畜、家禽中各种与低硒和低维生素E有关的疾病，1966年在美国举行的第一届硒的生物和医学国际研讨会提出，硒是动物必需的营养素。我国于20世纪60年代在湖北某地区发现一种毛发脱落、指甲损伤、皮肤损害的病症，后确认该病症由地方性硒中毒引起。1973年世界卫生组织（WHO）专家委员会也将硒确定为动物所必需的微量元素，但并没有明确硒是否为人体所必需的微量元素。

同在1973年，美国罗卡尔克（Rotruck）等和德国弗洛赫（Flohé）等研究人员分别在各自的实验室发现硒是谷胱甘肽过氧化物酶（GSH-P$_x$）的必需组成成分，该酶缺硒会丧失生物活性，不能正常发挥作用。先后发现了20多种硒酶和硒蛋白，其中以谷胱甘肽过氧化物酶和硫氧还蛋白还原酶为代表，在调节细胞氧化还原状态、清除体内产生的过量活性氧化物等方面发挥重要作用。这一发现揭示了硒的第一个生物活性形式，被认为是人类在认识硒元素生物学功能上的又一次重大飞跃。随后，人们将硒的研究进一步发展到对疾病的预防方面。如美国亚利桑那大学的拉里·克拉克（Larry Clark）教授进行的硒抗癌人群干预实验显示，每天补充200微克硒能使癌症患者死亡率下降50%。该研究结果使硒与癌症的研究成为一个热点话题。

微量元素硒与人体健康的"硒"望之路

人类对硒的研究大致经历三个阶段：硒被发现后，主要研究硒的毒性；20世纪70年代以后，主要研究硒的营养作用；20世纪90年代后，开始研究硒的生理作用及其分子机制。1990年联合国粮食及农业组织（FAO）、世界卫生组织（WHO）和国际原子能机构（IAEA）人体营养专家委员会将硒明确地列入"人体必需微量元素"，并在1996年正式公布。

可以说200多年硒科学史，就是一部防癌抗癌、防病抗病、防疫抗疫、防老抗衰的历史。时至今日，含硒产品已成为市面上随处可见的营养补充剂。

二、硒的美誉称号

作为与人体生命活动息息相关的健康元素，硒对身体的正常生理活动起着至关重要的作用，尤其是对心血管疾病、肝病、糖尿病、癌症、胃肠道溃疡、前列腺增生和白内障等疾病均有较好的预防及辅助治疗作用。正如微量元素知名专家哈特菲尔德（Hatfield）博士所说："硒像一颗原子弹，量很小很小，作用和威力却都很大，一旦被人们认识，将对健康产生深远的影响"。

基于硒对健康的重要生理作用，硒被誉为"生命的火种"。在很多场合，硒也被称为"月亮女神"。除此之外，硒的美誉称号还有很多。

（一）抗氧化明星

硒是一种强抗氧化剂，能促进谷胱甘肽过氧化物酶（GSH-P$_x$）的活性，通过酶促反应抑制脂质过氧化反应，分解过氧化物、清除自由基、修复膜分子的损伤，从而发挥其抗氧化和延缓衰老功能；硒能催化有毒的过氧化物还原成无害的羟基化合物、维生素E能减少过氧化物的形成，二者协同的抗氧化功效是单独一种的300～500倍。

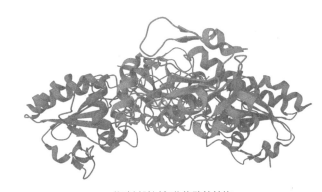

谷胱甘肽过氧化物酶的结构

（二）长寿元素

中国有近百个长寿之乡，如广西的巴马、江苏的如皋、河南的夏邑、广东的三水、浙江奉化的南岙村、新疆的和田县……虽然地域不同、气候不同、人文不同，但无独有偶，都处于富硒地区，而这些地区的长寿之谜似乎都与微量元素硒密切相关。中央电视台、上海东方卫视等曾经联合开展走进长寿之乡的大型报道活动，走访了多个省（直辖市、自治区）的长寿之乡。《人民日报》《南方都市报》《保健时报》《参考消息》等媒体也对硒与长寿的关系进行了报道，研究表明，其土壤水体及农产品的含硒量均高出其他地区几十倍乃至上百倍，百岁老人血液中的硒含量高出正常人的3～6倍。硒对人体各器官组织具有重要的营养价值和保健作用，可以预防或防治老年病和慢性疾病，有益身体健康。因此，硒被一些人称为"长寿元素"。

（三）抗癌之王

肿瘤、癌症病变的发生与体内过氧化物积聚所致器官组织细胞的损伤质变有着密切的关系。硒能够抑制和清除过氧化物，从而抑制癌细胞生长，减轻放化疗和抗癌药物的毒副作用，降低抗癌药物对肾、骨髓和肠胃的毒性，缓解患者的病痛。2003年，美国食品与药物管理局（FDA）认定硒对某些癌症具有一定程度的抑制作用。目前，硒已成为国际公认的抑癌剂。

（四）心脏的守护神

硒是维持心脏正常功能的重要元素，对心脏肌体有保护和修复的作用。人体血硒水平的降低，会导致体内清除自由基功能减退，造成有害物质沉积增多，导致血压升高、血管壁变厚、血管弹性降低、血流速度变慢、供氧功能下降，从而使心脑血管疾病的发病率升高，科学补硒对心脑血管疾病、高血压、动脉硬化等都有较好的预防作用。

（五）护肝卫士

自1957年德国科学家施瓦茨（Schwarz）在研究一起肝坏死病因时发现硒是防止肝坏死的一种保护因子以来，硒与肝脏疾病的关系研究成为热点。体内长期缺硒的人易被肝炎病毒传染且转化为肝癌的危险是其他人群的202倍。硒不仅能抑制病毒在体内的复制，还能参与细胞的修复、预防肝炎等多种病毒性疾病。

（六）明亮使者

硒能催化并消除对眼睛有害的自由基物质，从而保护眼睛的细胞膜。硒对维持眼睛正常的生理生化功能有重要作用，微量元素硒的缺乏或增多都会引起眼睛生理生化功能紊乱，导致各种眼科疾病，如白内障、视网膜病、夜盲症等。

（七）男性的体内黄金

硒具有促进精子发育和提高精子运动能力的作用。男性体内的硒有25%～

40%集中在生殖系统。硒能增强精子、卵细胞的活力，促进精子前端钙顶体的穿透力，增加受孕概率，达到优生优育。

（八）重金属的天然解毒剂

硒与金属的结合力很强，硒蛋白介质与体内的汞、锡、铊、铅等重金属结合，形成金属硒蛋白复合物，从而通过粪便、尿液等途径排出体外，达到解毒、排毒的效果。

（九）抗辐射专家

辐射会导致体细胞酶失活和过氧化物损伤。而硒可对过氧化物自由基起到清除的作用，使辐射引起的酶失活率降低，缓解辐射损伤，提高人体对抗辐射的能力。大量的临床和实验证据表明，硒具有抗辐射和化学保护剂的功能，能够减轻肿瘤特异性化疗或放射治疗的副作用。

（十）人体免疫力加油站

硒可增强细胞、体液及非特异性免疫功能，具有增强人体免疫力的作用。硒主要通过在硒蛋白中发挥其生物效应。硒的作用主要表现在能增加T淋巴细胞的数量、自然杀伤细胞（NK细胞）的活性，提高免疫细胞的功能，防止病毒感染，减少呼吸道疾病的发病概率。

硒通过硒蛋白在启动"正常"免疫以及调节"过度"免疫反应中起着重要的控制作用，如果人体硒缺乏会对免疫细胞的活化、分化和增殖能力产生影响，表现为吞噬细胞杀菌功能降低、血清IgG和IgM浓度下降、中性粒细胞杀菌能力下降等。硒能有效清除自由基、抗氧化、修复受损细胞、延缓衰老，对于防治各种老年病、慢性病有着事半功倍的功效。

此外，硒在防治糖尿病、调节和维持甲状腺功能、防治老年痴呆等方面也具有重要的作用。

三、硒的生理功能

硒是人体必需的微量元素之一，它以第21种氨基酸——硒代半胱氨酸的形式进入蛋白质中形成硒蛋白或硒酶，参与人体的不同生理功能，在维持人体健康方面具有重要作用。作为一种基本营养物质，正是硒在硒蛋白中的存在而产生独特的化学作用。

由于硒是动物和人体中一些抗氧化酶和硒蛋白的重要组成部分，在体内起着平衡氧化还原氛围的作用，硒的作用比较宽泛，在人体内具有多种生理功能。硒和碘一样对甲状腺素的分泌和代谢具有重要作用，存在于甲状腺素中的硒蛋白对维持其氧化还原反应和甲状腺激素合成两个代谢活动至关重要。但其原理主要是两个：一个是，组成体内抗氧化酶，能起到保护细胞膜免受氧化损伤，保持其通透性；另一个是，硒蛋白具有螯合重金属等毒物，降低毒物毒性作用。

硒的生物学效应及生理功能作用：

（1）组成谷胱甘肽过氧化物酶（glutathione peroxidase，GSH-P$_x$）　硒元素是谷胱甘肽过氧化物酶、硫氧还原酶的活性成分，可以缓解糖尿病患者胰岛的氧化应激。谷胱甘肽过氧化物酶在体内催化还原型谷胱甘肽与过氧化物的氧化还原反应，保护生物膜，维持细胞正常功能。

（2）金属有很强亲和力，排出体内重金属　硒在体内与汞、甲基汞、镉及铅等重金属结合，形成金属硒蛋白复合物，使重金属排出体外。

（3）保护心血管、维护心肌健康　硒可以提高谷胱甘肽过氧化物酶与超氧化物歧化酶的活性，直接限制活性氧、脂质过氧化物和氧自由基的水平，从而保护心肌细胞。硒有很强的抗氧化作用，能防止脂质过氧化物对心肌细胞的损害，或促进损伤心肌修复、再生，对心血管疾病有重要的防治作用。

（4）促进生长、保护视觉器官及抗肿瘤　硒能够保护软骨细胞，维持软骨细胞基质的正常代谢。硒能促进淋巴细胞的转化和提高巨噬细胞的吞噬能力，使自然杀伤细胞活性增强，从而使机体的抗体形成增多，提高机体的细胞免疫功能。此外，硒还能影响癌基因的表达，降低癌症的发病风险。

（5）清除体内自由基　维持人体内环境的稳定，避免有害物质在体内堆积。

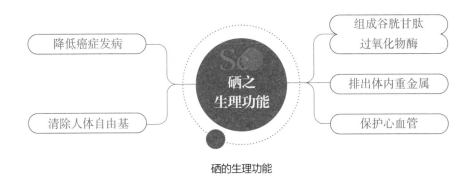

硒的生理功能

四、硒的地理分布

硒作为人体必需元素，其在世界范围内分布呈地带性、点状分布。世界范围内富硒国家为日本、德国、比利时、加拿大、俄罗斯、智利、芬兰、菲律宾等。中国既有富硒地区，也有大量的缺硒地区。在富硒地区要防止硒中毒，而对广大的缺硒地区则需要加强硒对人体健康及重大疾病相关性的研究。

硒是地壳中含量极微、分布又很分散且不均匀的稀有元素，在地壳中含量只有亿分之九，我国大部分国土恰好处于北半球30度以上的中高纬度的低硒地理环境带范围内，所以，我国是世界范围内地理环境硒缺乏范围最广、缺硒程度最严重的国家之一，地表面硒分布极不均衡，特别是从东北到西南的15个省、自治区、直辖市的部分构成了"贫硒地带"。我国有72%的地区属于缺硒或低硒地区，2/3的人口存在不同程度的硒摄入不足。严重缺硒地区为黑龙江、吉林、辽宁、河北、河南、山东、山西、陕西、四川、云南、新疆、西藏、内蒙古等；一般缺硒地区为天津、北京、江苏、浙江、安徽、湖南、湖北、江西北部、福建、广东、甘肃、宁夏等；相对不缺硒地区为广西、海南、台湾、贵州大部、湖北东部、江西南部、新疆东部、甘肃西部等；少数几个富硒县市为湖北恩施、陕西紫阳、广西巴马、江苏如皋、安徽石台等，其中最为典型的是湖北省恩施市。位于恩施市鱼塘坝及双河的硒矿，一般含硒量为0.0047%～0.035%，局部高达0.112%～0.54%，平均为0.0084%，是地壳硒克拉克值的1628倍，因此是全球最高的含硒区。2011年恩施市被第14届国际人与动物微量元素大会授予"世界硒都"称号。

五、硒在人体内的分布与形态

硒作为稀有元素，在人体内总量为13～20毫克，广泛分布于所有组织器官中，肝、胰、肾、心、脾、牙釉质及指甲中浓度较高，肌肉中总量最多，约占体内总硒量的一半，脂肪组织最低。人体硒总量受到膳食硒摄入量的影响。人体内大部分硒主要以两种形式存在：一种形式是来自膳食硒代甲硫氨酸，其在机体内不能合成，以一种非调节性储存形式存在，当膳食中硒供给中断时，硒代甲硫氨酸可向机体提供硒；另一形式是硒蛋白中的硒代半胱氨酸，为具有生物活性的化合物。

硒在人体各组织器官分布不均匀，肌肉、肝、肾和血浆含硒量丰富，硒含量占总硒量的60%以上，脾、胰和其他组织含硒量较少。小肠是硒的主要吸收部位。硒经过肠道吸收后很快被血中红细胞摄取，通过谷胱甘肽和谷胱甘肽还原酶参与一系列还原反应，硒被还原为硒化氢，成为硒蛋白合成中的活性硒源。

六、硒的吸收与代谢

硒在十二指肠和小肠吸收，吸收率与化学结构、溶解度有关，由高到低依次为硒代甲硫氨酸、硒酸根离子（SeO_4^{2-}）、亚硒酸根离子（SeO_3^{2-}），吸收率多在50%以上。硒被吸收后，多与蛋白质结合，称为"含硒蛋白"，目前认为只有其中的"硒蛋白"具有生物功能，且为机体硒营养状态所调节。大部分硒经尿排出；粪中的硒多为未被吸收的食物硒；少量硒随胆汁、胰液、肠液分泌到肠腔；硒也可从汗液、呼气中排出。人体吸收的大部分硒代谢后通过尿液排出，肾排泄的硒占总排硒量的55%～60%，且相当稳定，另外有少量经粪便、汗液和毛发排泄至体外。硒的吸收、代谢和排泄共同维持了人体内部的硒稳态。

七、硒的缺乏与过量

（一）硒缺乏的原因

硒在土壤中呈不均匀分布状态，大部分地区土壤严重缺硒。尽管中国的硒储量比较丰富（26000吨），但是各个地区分布不均，并且硒的主要转化途径是岩石→土壤→植物→动物→人体，从无机到有机，从低等到高等，因此，缺硒地区的食物含硒量低，造成当地居民膳食硒的摄入量不足，人体中的硒含量也不同。此外，食物单一以及不科学的饮食结构也会影响人体对硒的吸收，并且随着年龄的增长，人体对硒的吸收能力降低，但对硒的消耗量却是增加的，因此中老年人更易出现硒营养素的缺乏。国内有学者研究发现，人体缺乏维生素E、缺铁、含硫氨基酸含量降低、受惊、细菌感染等会降低人体对硒元素的吸收。

（二）缺硒的危害

缺硒会导致人体免疫力下降，易患癌症、糖尿病，生殖功能下降，还会引起高血压综合征、心脑血管病、哮喘、肝病等多种疾病。缺硒严重时会导致克山病、关节炎和大骨节病的发生。硒缺乏已被证实与克山病的发生有关。克山病最初发现于我国黑龙江省克山地区，其易感人群为2～6岁的儿童和育龄妇女，主要症状为心脏扩大、心功能失代偿、心力衰竭或心源性休克、心律失常、心动过速或过缓。心电图检查可见ST-T波改变，严重时可发生房室传导阻滞、期前收缩等；生化检查可见血浆硒浓度下降，红细胞谷胱甘肽过氧化物酶活力下降。缺硒是大骨节病发病的环境因素。肠外营养液中未补充硒的大骨节病患者，可见血硒降低和谷胱甘肽过氧化物酶活力降低，有类似克山病的心肌改变。

此外，缺硒还会导致肌肉萎缩和早衰等。但目前还没有发现由单纯硒缺乏导致的疾病。

（三）硒摄入过量的危害

硒摄入过量（大于400微克/天）会产生毒害作用，生活在高硒地区或摄入大剂量的硒可导致硒中毒，曾见于我国湖北省恩施县，致病原因是当地水土中硒含量过高，导致作物中硒含量也高。硒中毒主要表现为凝血时间延长、头发变干、变脆、易断裂及脱落，还可见于眉毛、胡须及腋毛，肢端麻木、指甲变形、恶心、呕吐、指甲变色或变脆甚至脱落、疲劳、烦躁、皮肤或呼吸有大蒜气味、抽搐，甚至出现神经状况及牙齿损害、偏瘫，严重时可致死亡。

值得注意的是，硒中毒后血硒含量可能并不升高。因此，要严格控制硒的补充量，切勿过度摄入硒营养素。人食用含硒量高的食物和水，或从事某些常常接触到硒的工作，可出现不同程度的硒中毒。动物在摄入含硒量高的牧草或其他含硒量高的饲料时，也可发生中毒。临床所见的因为硒过量而导致的硒中毒分为急性硒中毒和慢性硒中毒。1961—1964年，湖北省恩施县部分地区出现了以脱甲和脱发为主的病症，后经学者调查研究发现病发区域属于高硒地区，病人脱甲、脱发的原因是长期摄入高硒食物，出现了硒中毒。

（四）硒中毒的临床表现

1. 急性硒中毒

急性硒中毒通常是在摄入了大量的高硒物质后发生，每日摄入硒量为400～800微克/千克时会导致急性中毒。急性硒中毒的特征是脱头发和指甲、皮疹、发生周围神经病、牙齿颜色呈斑驳状态，其主要表现为运动异常和姿势病态、呼吸不畅、胃胀气、高热、脉快、虚脱，严重时可能因呼吸衰竭而死亡。致死性中毒患者死亡前大多先有直接心肌抑制和末梢血管舒张所致顽固性低血压，其特征性症状为呼气有大蒜味或酸臭味、恶心、呕吐、腹痛、烦躁不安、流涎过多和肌肉痉挛。值得注意的是，误服亚硒酸钠而导致急性中毒者，可能产生多发性神经炎和心肌炎，应与急性硒中毒鉴别，以防误诊。急性硒中毒的患者一般会出现头晕、头痛、无力、嗜睡、恶心、呕吐、腹泻，呼吸、汗液有蒜臭味，上呼吸道和眼结膜有刺激等表现；严重者有支气管炎、寒战、高热、出大汗、手指震颤以及肝大等症状。

2．慢性硒中毒

慢性硒中毒往往是由于每天从食物中摄取240～300微克硒，如从事冶炼、加工、提取硒的从业人员，长期接触小剂量硒化物的蒸气和粉尘，长达数月之久才出现症状，其表现为脱发、脱指甲、皮肤黄染、口臭、疲劳、龋齿易感性增加、抑郁等。一般慢性硒中毒都有头晕、头痛、倦怠无力、口内金属味、恶心、食欲不振、腹泻、呼吸和汗液有蒜臭味，还可有肝肿大、肝功能异常、自主神经功能紊乱、尿硒增加等症状。长期高硒会使小儿发育迟滞，毛发粗糙脆弱，甚至有神经症状及智力、能力改变。慢性硒中毒的主要特征是脱发及指甲形状的改变。职业性硒中毒的症状包括面色苍白、精神疲惫、胃肠功能紊乱、消化不良、呼吸有大蒜气味。严重者可导致中枢神经系统中毒或"碱性病"。

3．硒中毒的治疗措施

急性硒中毒的治疗措施主要是立即脱离现场，安静休息、吸氧，并给予镇静、止咳与平喘药物以及静脉注射硫代硫酸钠，同时治疗肺炎、肺水肿。慢性硒中毒的治疗措施为给予高蛋白饮食，使用保肝药物、维生素和胱氨酸等。用硫代硫酸钠和二巯丙醇作为排硒药物，能减轻肝脏损害。

八、硒的供给量

我国对硒的膳食营养研究起步较晚，但成绩斐然。中国医学科学院杨光圻教授对低硒的四川克山病区和富硒的湖北恩施地区进行了8年的研究，确定了成人日摄入硒50～250微克的营养需要量和安全量，成为世界卫生组织、联合国粮农组织、国际原子能机构及中国、美国、澳大利亚和欧盟等制定膳食硒推荐摄入量和安全量的依据。1988年，中国营养学会将硒列为人和动物15种生命必需的营养素之一，每日必须摄取50～250微克硒。2017年9月公布、2018年4月实施的WS/T 578.3—2017《中国居民膳食营养素参考摄入量》第3部分规定：成人每天硒平均需要量为50微克，推荐摄入量为60微克，最高摄入量为400微克。据调查，我国城乡居民的饮食结构中，成年人硒的每标准人日摄入量为41.6微克，农村居民摄入水平略低于城市居民。因此，科学补硒势在必行。一般情况下正常人摄入量以50～250微克/天为宜，高于800微克/天会导致急性或慢性中毒。值得注意的是，作为功能性保健食品原料，硒的食用量不得高于100微克/天。

不同身体状态和工作类型人群每日硒的推荐摄入量见下表。

不同身体状态和工作类型人群每日硒的推荐摄入量

补硒人群	推荐摄入量（微克/天）
癌症患者	200～400
放化疗癌症患者	400～900
肝病、肾病患者	250～350
心血管疾病患者	250～300
糖尿病患者	300～400
久病不愈者	100～200
有毒有害工作者	100～200
孕妇、乳母	50～100
儿童	25～50
长期吸烟、饮酒者	100
被动吸烟者	50～100
参赛运动员	250
长时间使用手机、电脑者	20～150
交警、司机	100～200

各年龄组的中国居民膳食硒参考摄入量见下表。

中国居民膳食硒参考摄入量（DRIs）

单位：微克/天

年龄（岁）	体重①（千克）	平均需要量	推荐摄入量	可耐受最高摄入量	年龄（岁）	体重①（千克）	平均需要量	推荐摄入量	可耐受最高摄入量
0 ~	6	—	15②	55	11 ~	42	45	55	300
0.5 ~	9	—	20②	80	14 ~	53	50	60	350
1 ~	13	20	25	100	18 ~	60	50	60	400
4 ~	19	25	30	150	孕妇		54	65	400
7 ~	27	35	40	200	乳母		65	78	400

注：①男女平均体重；②每日适宜摄入量。"—"表示未制定。

成年人血硒含量与补硒参考标准见下表。

成年人血硒含量与补硒参考标准

人体硒状态	血硒含量（微克/升）	身体状况	采取措施	建议补硒量
严重缺乏状态	60	可能会导致缺硒疾病，如克山病、大骨节病、肝脏疾病等	急需补充	根据身体状态，每日补充200 ~ 400μg
缺乏状态	60 ~ 120	容易疲劳，会出现亚健康状态、易患慢性疾病	需每日定量补充	每日200μg
正常状态	120 ~ 340	健康	建议每日补充	每日50 ~ 100μg
营养状态	340 ~ 560	充满生命能量	保持现状	定期检测
高硒状态	560 ~ 760	身体状况不好	调节饮食，控制摄入量	定期检测
超量状态	>760	脱发、脱指甲、皮肤黄染	调节饮食，避免食用富硒食品	在恢复到正常状态前避免食用富硒食品

九、硒的食物来源

人体所需要的硒或硒化物可通过进食、呼吸和皮肤获得，90%的硒来自食物，所以人体每天摄入硒的量直接受食物含硒量的影响，间接取决于环境中水、土壤的硒含量以及人们的饮食习惯。我国食物中的硒含量顺序：水果<蔬菜<畜禽肉类<谷物<蛋乳类<水产类。由于我国居民膳食摄入以谷物为主，蔬菜和肉类为辅，引起硒摄入量偏低，因此建议中国人群增加水产类、蛋乳类食物的摄入以提高硒的摄入量。蔬菜中菌类和大蒜含硒较高，人体对菌类所含硒的利用率可达到70%～90%，对鱼类和谷物中的有机硒利用率也可达70%左右。蔬菜、水果中富含的维生素A、维生素C、维生素E可提高硒的利用率。

食物中硒含量测定值变化很大，如内脏和海产品为0.4～1.5微克/克鲜重；肌肉为0.1～0.4微克/克鲜重、谷物为0.1～0.8微克/克鲜重、奶制品为0.1～0.3微克/克鲜重、水果蔬菜为小于0.1微克/克鲜重。影响植物性食物中硒含量的主要因素是其栽种土壤中的硒含量和可被吸收利用量。因此，即使是同一品种的谷物或蔬菜，也会由于产地不同而硒含量不同。如低硒地区大米硒含量可少于2纳克/克，而高硒地区大米硒含量可高达20微克/克，有万倍差距。动物性食物的硒含量也受产地影响，但两端值相差没有那么大，这是因为动物机体有"缓和作用"，即在硒缺乏时趋于储留硒，过多时又趋于排出硒。另外，不同食物中硒的生物利用率也有很大不同，主要取决于食物中硒的化学形式以及影响机体吸收利用的各种因素。虽然，上面提及不宜用食物成分表中的硒含量来计算膳食硒摄入量，但可以用来比较不同食物间硒含量的高低，以供指导选择所需的食品。我国含硒量丰富的食物见下表。

我国含硒量丰富的食物

单位：微克/100克可食部

食物	含硒量	食物	含硒量	食物	含硒量
魔芋精粉	350.15	鲜贝	57.35	羊肉（肥瘦）	32.20
猪肾	156.77	鸭肝	57.27	扁豆	32.00

续表

食物	含硒量	食物	含硒量	食物	含硒量
松蘑 （干）	98.44	小黄花鱼	55.20	南瓜子	27.03
普中红薯	91.70	蘑菇 （干）	39.18	鸡蛋黄	27.01
牡蛎	86.64	带鱼	36.57	豆腐干	23.60
珍珠白蘑 （干）	78.52	腰果	34.00	西瓜子	23.44

十、硒的存在形式与营养强化

人体内的硒全部来自膳食摄入，食物中有20多种有机硒或无机硒化合物，主要是硒代甲硫氨酸和硒代半胱氨酸。总体看来，我国约2/3的地区、近7亿人口缺硒，共有22个省、72%的县处于缺硒状态（土壤硒水平低于0.1毫克/千克）。因此，我国硒的平均摄入量还没有达到《中国居民膳食营养素参考摄入量（2013版）》中每天每人60微克的膳食推荐量。

（一）硒的存在形式

硒主要以硒酸盐（SeO_4^{2-}）、亚硒酸盐（SeO_3^{2-}）、单质硒以及生物体转化后的有机硒等形式存在于自然界中。硒在生物体内主要以有机硒化合物的形式存在，主要有两大类：一类是含硒氨基酸，另一类是含硒蛋白质。到目前为止，人们从哺乳动物和微生物中检测到的含硒氨基酸主要有两种——硒代半胱氨酸（selenocrysteine，Se-Cys）和硒代甲硫氨酸（selenomcthionine，Se-Met）。

（1）硒代半胱氨酸　　　　（2）L- 硒代甲硫氨酸

两种主要含硒氨基酸化学结构式

硒以两种形式存在于蛋白质中：一种是可以离解的因子，另一种是通过共价键与氨基酸结合。以第一种形式存在的硒多见于细菌，哺乳动物中的硒多以第二种形式存在。硒代甲硫氨酸在蛋白质中可代替甲硫氨酸而存在，而硒代半光氨酸只在蛋白质的特定位点发挥特殊的功能，主要是催化氧化-还原反应。而在植物体内，硒的存在形式更加多样，除了上述两种常见的含硒氨基酸外，硒还以含硒氨基酸衍生物的多种形式存在。

（二）硒的营养强化

由于硒在自然界储量很少，又缺乏可开采的硒矿，因此，硒的价格较昂贵，硒源不足，给补硒带来了一定的困难。另外，硒的生理剂量与中毒剂量相对较近，给补硒也带来一定的困难。由于食物来源的硒受到地理环境的限制，硒补充剂是目前解决硒缺乏问题的有效方法之一。目前，硒补充剂可以分为两类：一类是无机硒，如亚硒酸钠、硒酸钠；另一类是有机硒，包括有机硒制剂、富硒地区出产的天然产物，以及人工生物转化的各种动、植物和微生物产品，如硒代甲硫氨酸、富硒鸡蛋、富硒茶叶、富硒水稻、富硒酵母、富硒灵芝、富硒螺旋藻等。无机硒含量高，价格低，但生物利用率低，有毒性，因而无机硒的强化食品会带来诸多问题，其使用受到严格限制，相较而言，添加生物有机硒的食品安全性高，生物利用率也高；有机硒补充剂，特别是富含硒代氨基酸的产品，在毒理安全性、生理活性和吸收率上更具优势。有机硒补充剂替代无机硒补充剂已经成为一种趋势，因此，这类产品的开发与研究一直广为关注。

常见的补硒方法有三种：

（1）富硒动植物食品　富硒植物食品的获得通过施加无机硒肥料或者植物在天然富硒环境中生长来实现，富硒动物食品的获得通过饲喂含硒饲料或动物在天然富硒环境中生长来实现；

（2）药物或膳食补充剂　这些补充剂添加了有机硒或无机硒；

（3）富硒微生物　主要包括富硒酵母和富硒乳酸菌。富硒酵母是当前使用最广泛的补硒形式之一。

但值得注意的是，硒缺乏和硒中毒之间的硒摄入范围比较窄，硒摄入量超过450微克/天或血液中硒浓度超过1000纳克/毫升时即对机体具有潜在的毒性作用。

利用食品强化硒是一些土壤缺硒地区补硒的重要途径。我国对硒强化食品的研究还处于初级阶段，还有很大的提升空间。GB 14880—2012《食品安全国家标准 食品营养强化剂使用标准》规定，可用的硒化合物主要有亚硒酸钠、硒酸钠、硒蛋白、富硒食用菌粉、L-硒-甲基硒代半胱氨酸、硒化卡拉胶、富硒酵母［调制乳粉、大米及其制品、小麦粉及其制品、杂粮粉及其制品、面包、饼干、含乳饮料、仅限用于特殊医学用途配方食品（13.01中涉及品种除外）］。

《保健食品原料目录 营养素补充剂》（2022年版）中规定了补硒保健食品的原料名称、用量等。

硒营养素补充剂的原料名称及每日用量

原料名称				每日用量（微克）				功效
营养素	化合物名称	标准依据*	适用范围	功效成分	适宜人群	最低值	最高值	
硒	亚硒酸钠	GB 1903.9《亚硒酸钠》	所有人群	Se（以Se计）	4～6	5	30	补充硒
	富硒酵母	WS1-（x-005）-99Z《硒酵母》GB 1903.21《富硒酵母》	4岁以上人群		7～10	8	40	
					11～13	10	50	

续表

营养素	原料名称			每日用量（微克）				功效
	化合物名称	标准依据*	适用范围	功效成分	适宜人群	最低值	最高值	
硒	L-硒-甲基硒代半胱氨酸	GB 1903.12《L-硒-甲基硒代半胱氨酸》	4岁以上人群	Se（以Se计）	14～17	10	60	补充硒
					成人	10	100	
					孕妇	10	60	
	硒化卡拉胶	GB 1903.23《硒化卡拉胶》	4岁以上人群		乳母	15	80	
	硒蛋白	GB 1903.28《硒蛋白》	4岁以上人群					

*当标准更替时参考最新标准内容。

十一、食品质量标准硒的使用规范

随着人们对硒的营养价值和保健作用认识的不断深入，我国对食品中的硒含量标准与使用规范越来越重视，相继出台了国家标准、地方标准和企业标准，为富硒食品产业的发展提供了有力的技术支持，但也仍需要继续完善。从食品中硒含量或限量相关标准可知，我国富硒食品及其硒含量标准目前仍无统一的生产标准和质量标准，现存的国家标准、行业标准和地方标准虽有参考意义但仍需进一步完善，企业标准更是参考依据不一，甚至混乱，严重制约了富硒食品的开发和市场开拓。统一标准的缺失致使富硒食品缺乏权威的认证体系，我国仅有部分地区建立了地方认证标准，亟待完善。我国富硒食品的质量标准和认证体系建设滞后和不统一导致富硒食品市场管理无法可依，严重影响了富硒食品市场开发和硒资源开发利用的持续健康快速发展。因此，研究和制定富硒食品国家标准，将成为今后我国富硒食品行业工作中的重中之重。

食品中硒含量或限量的国家标准

标准名称	标准号	硒含量或限量规定
预包装食品营养标签通则	GB 28050—2011	规定每100克中≥30% NRV（营养素参考值）或每100毫升中≥15%NRV，即可声称富含某种矿物质。同样适用硒元素
食品营养强化剂使用标准	GB 14880—2012	将硒列入了营养强化剂范畴，并对硒允许使用品种、使用范围及使用量作出了明确规定。包括亚硒酸钠、硒酸钠、硒蛋白、富硒食用菌粉、富硒酵母、L-硒-甲基硒代半胱氨酸

食品中硒含量或限量的行业标准和地方标准

标准名称	标准号	硒含量或限量规定
富硒稻谷	GB/T 22499—2008	硒含量应在4～30微克/100克
富硒茶	NY/T 600—2002	规定硒含量为25～400微克/100克
富硒马铃薯	NY/T 3116—2017	硒含量1.5～15微克/100克
富硒大蒜	NY/T 3115—2017	硒含量3～30微克/100克
富硒茶	GH/T 1090—2014	进一步完善了富硒茶产品标准
富硒农产品	GH/T 1135—2017	规定了谷物类、豆类等8类农产品中的总硒含量指标，特别规定了硒代氨基酸含量指标（占比）
地理标志产品定安大米	DB 46/T 239—2017	硒含量0.06～0.20毫克/千克
富硒食品硒含量分类标准	DB 6124.01—2010	对蔬果、粮油、肉蛋、茶等19类食品分别规定了硒含量
富有机硒食品硒含量要求	DB S42/002—2021	规定了谷物及其制品、蔬菜及其制品等9类食品中的总硒含量要求；有机硒含量必须大于其总硒的80%
地理标志产品石台富硒茶	DB 34/T 1752—2012	硒含量25～400微克/100克

十二、硒的临床应用

近年来，生物学和生物化学的研究进展进一步证明，由于硒直接参与了机体清除自由基的作用，使其对人体健康显得更加重要。众所周知，机体在进行生物氧化时不断生成一些化学性质非常活跃的物质——自由基。自由基生成后，由于其极不稳定，很容易与机体的大分子结合，当与细胞膜结合后，可以使细胞膜造成严重的损伤，最终导致死亡。当自由基与脱氧核糖核酸（DNA）结合后，使脱氧核糖核酸发生性质改变，导致细胞分裂过程中出现错误，发生变性、死亡甚至癌变。当自由基与蛋白质结合后蛋白质发生变性，不能起到相应的生理功能，最终导致功能的丧失。上述损伤的最终结果可以引起人类多种疾病的发生，如快速衰老、出现肿瘤、动脉硬化、免疫力低下、出现糖尿病和亚健康状态等。

由于我国许多地区为缺硒地区，加之生活习惯的影响，许多人表现为硒营养不良。长期硒营养不良，可能造成多种疾病的发生，影响人们的生活质量。在许多疾病情况下，补硒作为有效的辅助治疗药物，其疗效也被人们所证实。

循证，拿证据说话

中国营养学会营养与保健食品分会组织有关专家，参照世界卫生组织推荐的证据评价方法和标准，对硒补充与自身免疫性甲状腺疾病、败血症、Ⅱ型糖尿病、心血管疾病、前列腺癌、全因死亡、大骨节病关联的文献进行综合评价。结果显示，硒补充（60～300微克/天）很可能对自身免疫性甲状腺疾病有辅助治疗作用；硒补充（新生儿10微克/天，成人30～2000微克/天）可能会降低败血症死亡风险，预防新生儿败血症的发生和辅助治疗败血症；硒补充（200～400微克/天）可能对Ⅱ型糖尿病有辅助治疗作用，可辅助降低Ⅱ型糖尿病患者的血清胰岛素水平以及改善胰岛素抵抗状态；硒补充（12.5～200微克/天）可能降低心血管疾病死亡风险；硒补充（12.5~400微克/天）可能与前列腺癌发病风险无关；硒补充（12.5~400微克/天）可能降低全因死亡风险；有确切的证据证明，硒补充可降低大骨节病发病风险和辅助治疗大骨节病。

（一）心血管疾病

微量元素硒与心血管疾病的发生关系密切，在美国和芬兰等国发现高硒地区冠心病、高血压的发病率比低硒地区明显要低。硒是维持心脏正常功能的重要元素，对心脏有保护和修复的作用。人体血硒水平的降低，会导致体内清除自由基的功能减退，造成有害物质沉积增多，血压升高、血管壁变厚、血管弹性降低、血流速度变慢，送氧功能下降，从而导致心脑血管疾病的发病率升高。幸运的是，科学补硒对预防心脑血管疾病、高血压、动脉硬化等都有较好的作用。陈莉华等于1998年10月，随机选取8例心血管缺血性疾病成人患者，给他们食用平均硒含量0.108微克/克（鲜果）、维生素C含量80毫克/克，并含有18种氨基酸的一种集高膳食纤维、高有机硒、高维生素C含量为一体的优质富硒猕猴桃果品。临床观察表明，食用该水果后，患者血硒含量显著升高，同时降低了高血脂患者的血清总胆固醇（TC）和显著降低低密度脂蛋白胆固醇（LDL-C）水平，调节体内的低密度脂蛋白胆固醇代谢，预示富硒猕猴桃可能有预防动脉粥样硬化和冠心病的积极作用。

（二）肿瘤

硒具有抗肿瘤作用，硒水平可显著影响癌基因和抑癌基因的表达，硒水平与恶性肿瘤间存在明显的负相关关系。有研究发现，血硒含量与肿瘤生物学特性相关联，低硒可导致肿瘤远处转移，肿瘤多发，恶性程度高，易复发。微量元素硒与癌症有密切关系，大多数学者认为硒有抑制癌症的作用，抗癌作用已得到流行病学和队列研究的支持。

研究证明，硒可保护脱氧核糖核酸或染色体免受黄曲霉毒素B_1（AFB_1）的攻击，无论是有机硒或无机硒制剂均可抑制AFB_1-DNA加合物的形成。另外，研究人员还对江苏省启东市做了人群补充硒干预性实验，经4年观察，结果发现肝癌高发家族补充硒后肝癌发生率比对照组下降一半。玛蒂娜（MEDINA）等报道5～50微摩尔的硒能抑制小鼠乳腺癌细胞的生长，细胞荧光法显示这个作用是通过阻断细胞周期的DNA合成后期（S-G2）而实现的，说明硒对癌细胞的抑制作用可能是通过抑制DNA的合成实现的。另有报道，在苯并蒽诱导的乳腺癌治疗中发现硒化合物有很好的抗癌活性。科学研究发现，血硒水平的高低与癌症的发生息息相关。大量的调查资料说明，一个地区食物和土壤中硒含量的高低与癌症的发病率有直接关系，例如：此地区的食物和土壤中的硒含量高，癌症的发病率和死亡率就低；反之，这个地区的癌症发病率和死亡率就高。事实说明硒与癌症的发生有着密切关系。我国医学专家于树玉历经16年在肝癌高发区流行病学调查中发现，肝癌高发区的居民血液中的硒含量均低于肝癌低发区，肝癌的发病率与血硒水平呈负相关。她在江苏省启东市对13万居民补硒后证实，补硒可使肝癌发病率下降35%，使有肝癌家族史者发病率下降50%。

（三）白内障

视网膜由于接触电脑辐射等较多，易受损伤，硒可保护视网膜，增强玻璃体的光洁度，提高视力，有防止白内障的作用。伍凤娟等通过用随机单盲对照方法对50名老年性白内障患者进行试验，试验前、后分别进行血液中有关抗氧化指标测定和视力检查。试验组口服富硒酵母片，对照组则同法口服普通酵母片，之后通过视力表检查眼远视力，凡视力提高一行以上作为改善标准。结果显示试验组全血谷胱甘肽过氧化物酶、血硒水平以及血清超氧化物歧化酶活性上升，血清脂质过氧化物下降，说明硒在老年性白内障患者中具有抗氧化作用，这可能是因为硒能增强超氧化物歧化酶的活性，有效控制通过消化道摄入自由基的量。另外，结果还显示，白内障患者的主要临床症状——视力下降有明显改善。可见硒对老年性白内障有益，可能是由于提高了机体的抗氧化水平后，改善了眼组织的外环境，进而提高了视力。

（四）糖尿病

硒是构成谷胱甘肽过氧化物酶的活性成分，它能防止胰岛β细胞氧化破坏，使其功能正常，促进糖分代谢、降低血糖和尿糖，改善糖尿病患者的症状。研究表明，硒缺乏可引起大鼠的胰岛β细胞分泌功能改变，胰岛素分泌储备减少。糖尿病患者血清硒均值明显低于健康人，而补硒后血糖明显下降，表明硒与糖尿病之间有着某种相关性。糖尿病的发病与自由基损害有关，补充适量的硒有助于改善胰岛自由基防御系统和内分泌细胞的代谢功能，硒具有胰岛素样作用。进一步的体外实验证明，硒能刺激脂肪细胞膜上葡萄糖载体的转运过程，提高环磷酸腺苷磷酸二酯酶的活性，但对胰岛素受体激酶活性没有影响，而当有胰岛素受体存在的条件下，硒可以提高胰岛素受体激酶的活性。硒缺乏时，胰岛素又使脂肪细胞内葡萄糖氧化的促进作用降低。进一步提示硒既具有胰岛素样作用，又具有与胰岛素协同的作用，从而使硒在糖尿病发病机制中的作用更引人关注。

（五）克山病

研究证实，克山病患者血液中红细胞含硒量和谷胱甘肽过氧化物酶（一种抗氧化剂）的活性明显减低，而硒是该酶的组成成分，缺硒会使谷胱甘肽过氧化物酶的活性减低。给动物长期喂低硒饲料会造成动物心电图异常、心肌变性、血压升高等一系列的病理学和组织学变化，增加硒可纠正上述变化。硒与克山病的关系确定之后，我国医学工作者在克山病病区使用了各种不同的补硒途径和方法，比较常用的方法有口服硒片、食盐中加硒等。

（六）大骨节病

缺硒是大骨节病地方性疾病的主要病因，补硒能防止骨髓端病变，促进修复，对大骨节病和关节炎患者都有很好的预防和治疗作用。临床研究证实，该病与地方性缺硒有显著关系，大骨节病区人和动物血硒普遍较低，用硒治疗收到明显疗效。1985—1994年，在甘肃省平凉市大骨节病活跃重病区吕家拉村，采用全民普食硒盐、儿童加服适量硒片的方法进行防治。结果表明，补硒后儿童头发中的硒由0.053微克/克，升高并稳定在0.237微克/克以上，儿童病情X线阳性检出率和阳性率由70.71%和57.58%均降至0，病情得到有效控制。说明补硒防治措施对儿童大骨节病病变有显著的治疗效果，同时，补硒也有防治儿童发病的远期预防效果。

（七）白血病

杨宏新等采用MTT法（一种检测细胞存活和生长的方法）检测香菇多糖协同硒酸酯多糖对白血病细胞增殖的抑制作用，流式细胞术检测细胞凋亡，免疫细胞化学检测相关基因（*Fas*和*FasL*）表达水平的改变。实验结果表明，香菇多糖和硒酸酯多糖可抑制白血病细胞增殖，香菇多糖协同硒酸酯多糖可显著提高白血病抑制效应。

（八）类风湿性关节炎

章建华等对56例类风湿性关节炎患者随机分成两组，治疗组加服硒酸酯多糖胶囊。观察两组的检测指标变化。结果经6周治疗后，两组患者晨僵时间、关节肿胀指数、关节压痛指数、血沉较治疗前均有显著改善，总有效率治疗组高于对照组，尤其是关节压痛指数治疗前后的差值治疗组高于对照组。结果表明，硒酸酯多糖可有效改善类风湿性关节炎的疼痛症状，且毒副反应较轻。

（九）其他

近年来新研制出的有机含硒化合物还被证实具有抗高血压活性以及抗炎、抗动脉粥样硬化、影响血小板内钙平衡、抗脑缺血、治疗胃肠溃疡等作用。硒作为重要的抗氧化微量营养素，在维持体内自由基清除系统平衡等许多关键的代谢过程中起重要作用。其有机含硒化合物的研制具有较大的临床应用前景。最新研究甚至认为，谷胱甘肽过氧化物酶并非起到传统的抗氧化作用，而是"生物硒"缓冲剂，硒特殊的调控作用将使其成为未来重要的研究领域之一。

十三、判断人体缺硒的方法

(一) 人体缺硒的症状

缺硒的表观症状主要为脱发、脱甲, 部分患者出现皮肤病变, 少数患者会出现神经异常及牙齿斑驳。此外缺硒严重时还会导致肌体运动障碍、牙床萎缩、视力下降、不可逆地进行性脑病、全血及红细胞谷胱甘肽过氧化物酶活性下降, 还会出现肌肉酸痛、无力、心慌等症状。

(二) 人体硒浓度的检测方法

1. 气相色谱法

此法是根据不同组分在色谱柱中气、液相分配系数的不同而建立起来的, 其定量的依据是待测组分的质量或它在载气中的浓度与检测器的应答信号呈正比。气相色谱法具有灵敏度高和操作简单快速等优点。

2. 血小板谷胱甘肽过氧化物酶活性检测法

血小板谷胱甘肽过氧化物酶活性是监测硒营养状态最敏感的指标。短期缺硒, 首先导致血小板谷胱甘肽过氧化物酶活性明显下降, 随后血浆中的硒水平和谷胱甘肽过氧化物酶活性也大幅下降。此时尚未出现临床症状和表观体征。长期缺硒, 全血及红细胞谷胱甘肽过氧化物酶活性下降。

3. 中子活化分析法 (NAA)

因硒能产生长寿命核素, 可以用中子活化分析法做定量分析。

4. 化学发光淬灭法

化学发光淬灭法具有灵敏度高、仪器简单、线性范围宽等特点, 可用于临床分析中血清硒的测定。

十四、生活中如何科学补硒

（一）科学补硒，才能强身健体

世界上不同地区土壤中硒的含量差异很大，而植物类食物含硒量的高低又取决于土壤含硒量的高低，即使是同一品种的谷物或蔬菜，也因产地不同而含硒量不同，如低硒地区与高硒地区的大米含硒量差距可达一万倍之多。人体主要是通过植物、动物获取自然界的硒，所以不同国家人群的血硒含量差异也很大。因此，补硒不能随意补、盲目补。实践证明，硒摄入过多或不足，都会危害人体健康。2018年7月28日，中国科学院倪嘉缵院士、深圳大学刘琼教授在安徽省作"科学补硒及人群调查的重要性"学术报告时明确指出，人人补硒是错误的，必须科学补硒。

大量研究证明，有的人群缺硒，有的人群不缺硒。因此，是否补硒需细思量。目前的证据表明，额外增加硒摄入量可能有利于低硒人群，特别是因衰老、肥胖、患心血管疾病等原因而导致血硒下降的低硒人群，但不利于那些血硒含量高的个人和人群，因为可能会增加高硒人群的发病风险。

农产品硒与硒制剂作为人体营养素，通过食物或药物形式被缺硒人群普遍应用，而目前富硒食品开发有"一窝蜂"和遍地开花的苗头。市场上的富硒产品种类繁多，有效硒含量没有统一检测标准和质量标准，致使硒产品质量良莠不齐，鱼龙混杂，不管是不是富硒地区都打富硒牌，以"含硒"食品冒充"富硒"食品。产品品牌多而杂，普通消费者很难区分这些产品的品牌和质量。还有人为追求产品的高硒含量，以无机硒充当有机硒的方式将亚硒酸钠直接喷洒在谷类、水果表面，利用给茎秆注射硒肥可以提高一些水果硒含量的特性，给茎秆注射高浓度的含硒溶液，生产无机态硒含量极高的富硒水果，甚至直接将含硒溶液加入水、酒中，生产出富硒水、富硒酒等。为此，专家建议，应尽快出台硒产品国家标准。硒产品国家标准的建立对加强全国范围内硒产品的质量监督管理、促进生产、保证质量、保障公众补硒安全以及世界范围的产品交流都具有十分重要的意义。当前，建议监管部门严格把关，坚决取缔无照生产经营厂家，绝不允许不符合富硒食品生产标准的各类硒制品流入市场。海关检验检疫部门要严格控制境外超标准富硒食品流入中国。富硒食品含硒量过低，会影响补硒的有效性，含硒量过高，则没有安全性。

科学家通过长时间的研究发现，一些地方病和癌症的高发区大都属于低硒或缺硒地区，由于长期坚持补硒，一些地方病得到控制，某些肿瘤发病风险下降。但是，研究也发现，一旦停止补硒，病情又出现反弹。几十年来，我国克山病通过补硒得到了一定的预防，但在一些重病区致病因素依然存在。生活在低硒环境中的人，应该一生从饮食中得到足量的硒，才会有较高的防癌抗病能力。

现在市场上的补硒产品不少，有的时候宣传混乱，有的商家存在夸大不实宣传问题，误导消费者。现在有广告还声称"补硒三个月，长寿加10年""90岁不生病，100岁不显老""从头到脚不生病"等说法，实属夸大其词，明显存在不实宣传，是不科学的。

补硒要适时并把握好"度"，硒是人体内必需的微量元素，如果硒的摄取不足或摄取过量，都会导致人体健康出现问题。同时，硒也是一种微量的化学元素，人体的需要量较低，安全应用范围也比较狭窄。

微量元素与健康的关系错综复杂，任何元素对机体的作用都是"双刃剑"，其利害关系不仅取决于含量，而且与其在体内的状态有关。自身是不是处于缺硒地区，到地质部门或者当地医院查询就可以知道。需不需要补硒、怎样补、补多少，最好听听医生或者营养专家的意见。体内是否缺硒，最好有权威医院的检测报告，不要自作主张随便补硒。所以说，补硒也要讲究科学合理。除了注意那些夸大不实宣传以外，缺硒地区人群最好适时早补，但不要过量，要把握好这个"度"。

总之，补硒与否要因地、因时、因人而异。另外，补充微量元素的一条重要原则就是食补胜过药补：一是因为身体对微量元素需求微乎其微，只要饮食稍加注意，即可得到营养平衡，不易因过量而中毒；二是因为取之方便，物美价廉，老幼皆宜。

（二）补硒，让胃不再疼痛

随着生活节奏的不断加快，人类胃部疾病的发病率逐渐增加，慢性胃炎、萎缩性胃炎、胃癌等疾病严重威胁着人体健康。医学观察发现，人体内的硒含量越低，胃部患病的可能性越大，浅表性胃炎患者体内含硒量往往比健康人要低，血液中含硒量低的萎缩性胃炎患者癌变的可能性增加，多数胃癌病人处于硒缺乏状态。

种种迹象均表明，微量元素硒与胃部病变关系密切，这是为什么呢？研究发现，人体内硒水平降低会造成免疫功能缺失及抗氧化能力下降，胃黏膜屏障不稳定，黄嘌呤氧化酶在应激情况下会持续升高，造成胃黏膜缺血性损伤，氧自由基增多，诱发胃炎、胃溃疡等消化系统病变。硒是一种天然抗氧化剂，能有效抑制活性氧生成，清除人体代谢过程中所产生的垃圾——自由基，阻止胃黏膜坏死，促进黏膜的修复和溃疡的愈合，预防癌变。硒可延缓慢性胃炎发展成萎缩性胃炎的进程。对于大量饮酒的人群，补硒有预防胃炎发生的实用价值。所以，每天服用一定量的硒补充剂将有助于慢性胃病患者控制病情，缓解胃病症状。

（三）补硒助推不育症男子"重振雄风"

1. 现代社会男性不育现象越发普遍

生育是每个人与生俱来的能力，是检测个人成长的重要标志。我国还有生育是传宗接代的传统观念，所以，年轻夫妇一旦被确诊为不育不孕，会感到是一件羞耻的事情。而男性因其社会角色的独特性，更承受着来自家庭、社会等多方面的巨大心理压力。据统计，中国有10%～15%的已婚夫妇不能生育。

近年来研究发现，空气污染与男性不育相关。据法新社2017年11月22日报道，研究人员在分析了某地区6400名男性（15～49岁）在2001—2014年的相关数据后发现，男性精子数量下降、精子变小、形状异常等问题与暴露于PM2.5之间存在"密切的关联"，这项研究提醒，这"可能导致大量夫妻无法生育"。中国社会科学院、中国气象局联合发布的《气候变化绿皮书：应对气候变化报告（2013）》也指出，日趋严重的雾霾气候影响生殖能力。现代社会，巨大的工作和精神压力打乱了年轻人最佳"生殖生物钟"，男性中无精、少精、弱精的病人明显增加。研究发现，微量元素锌、硒缺乏可引起生殖内分泌障碍，致使睾酮生成量下降，影响男性性功能而导致不育。

2．缺硒是造成男性不育的决定性因素之一

睾丸中硒含量过高或过低都会导致雄性生殖器官发育异常，硒对精子的形成和发育具有特异作用。大量研究发现，不育男性精液中的抗氧化活性、硒和锌水平都低，缺硒可能导致精液质量和精子活力恶化，致使男性不育。硒是维持男性生殖功能的必需元素。研究表明，补硒或者联合其他药物，可作为治疗不育的手段之一。研究人员认为，体外补硒可减少患者精子DNA碎片，提高精子DNA的完整性，对精子活力和存活率有很好的保护作用，从而提高生育能力。

3．成年男性适量补硒有助于保持旺盛精力

研究表明，机体缺少锌、硒等微量元素可导致性功能下降，甚至出现阳痿等症状。补充这些微量元素后，男性性功能增强，性欲提高，射精量、精子活率、精子密度均提高。研究还发现，有85%以上的硒存在于精浆中，成年男性正处于性活动期，在排出精液时有较多硒流失。因此，多食用一些含硒食物或适量补充已知剂量的硒制剂，可弥补频繁的性活动导致的硒流失。

（四）硒与病毒性疾病

硒元素因具有提高机体免疫力、抗氧化和抗病毒突变的能力，在病毒性疾病的防治中被广泛研究和应用。研究显示，地域硒含量水平与新冠肺炎病毒感染者的治愈率或死亡率可能相关。国内专家提出，应为新冠肺炎病毒感染者提供足量的每日所需的硒及其他微量元素。

在抗病毒方面，硒的缺乏会导致感染易感性，如呼吸道病毒感染。低硒状态与免疫功能低下、死亡率增加有关，而较高的硒水平或补充硒具有抗病毒作用。给艾滋病患者补充硒可降低病毒载量并改善免疫系统功能。补硒有利于抑制病毒的复制，其原因不仅仅是通过补硒提高了机体的免疫力，更重要的是硒可以直接作用于病毒。这一理论也同时解释了硒防治肝炎、克山病（特别是柯萨奇病毒感染引起的克山病）的机制。

（五）硒与健康长寿

多年以前，山西有一家铜冶炼企业，人们在这里发现了一个非常有趣的现象：心脏不好的人，到含硒较多的车间工作，心脏功能就会慢慢恢复正常。厂长因此得出一个结论：那就是硒对心脏有好处。事实确实如此。其实，最早发现于黑龙江省的克山病，也反映了缺硒对心脏的损害。那么为什么硒和心脏有关呢？

根据目前掌握的科学资料，这可能与硒的抗氧化作用有关。大家都知道，心脏是人体中较为辛劳的器官，无时无刻不在运作。我们在日常跑步、爬山时，经常会感觉到关节酸痛，这是因为剧烈运动加快了身体新陈代谢，产生的更多氧化性物质成为有害"垃圾"。这些有害"垃圾"需要抗氧化酶参与及时清除，其中就有含硒酶（如谷胱甘肽过氧化物酶）。如果人体内缺硒，氧化性"垃圾"就会增多，最终会导致心肌细胞受损，严重时甚至会出现克山病。

保持每日定量、适宜量的硒摄入，心脏也会受益。这就是为什么心脏不好的人，摄入适量的硒就能得到改善的原因。

硒因其突出的抗氧化能力，在延缓衰老方面备受关注。其实，人类长寿的根本表现为构成人体器官和组织的细胞衰老减缓。但科学家们同时坦言，由于人类的迁徙频繁，而且跟踪研究周期长，因此，此前对硒和长寿的关系的论断尚处于推测阶段。考虑到动物实验具有更加便捷和可控的优点，一些动物实验结果被陆续报道。其中，在充足硒保护下的果蝇寿命最高可延长20%。

大家知道缺乏硒的坏处、不缺乏硒的好处总与心脏有关。免疫力也会影响人的健康状态，一个人免疫力不高时，就容易疲劳，打不起精神；反之，就有好的精气神。科学家们为了更准确地评估硒与精力的关系，还采用了让老鼠游泳比赛的办法。实验显示，喂食充足硒的大鼠，不间断游泳的时间会更长一些。

那么，硒是怎样提高免疫力的呢？

人体依赖于免疫系统的保护，免疫系统包括多道防线，其中免疫细胞（如淋巴细胞和巨噬细胞）是重要的一环。虽然这些免疫细胞非常"勇敢"，但当其受到外部侵害时，也易受到损伤。据报道，含硒蛋白构成的抗氧化酶能够保护这些免疫细胞免受氧化损伤，因而这些免疫细胞在数量和活力上保持了较高水平，因此在充足的硒的保护下，自身免疫力就会比较高。

中国人讲究"精、气、神"。一个人精力好，就会有更好的精气神。硒缺乏的人定量补硒后，精力状态会变好，不易疲劳。这其实是充足硒补充使心脏抗疲劳能力提高的缘故。

前文介绍到，硒能拮抗一些重金属，硒对重金属的拮抗作用是当前硒与人体健康研究的热点之一。但它究竟能拮抗哪些重金属呢？

30多年前科学家发现，金枪鱼虽然汞含量很高，但由于同时有很高的硒含量，所以仍可安全食用。这种硒和汞的相关性，在金枪鱼的捕食者海豹身上也有体现。硒的这种拮抗汞毒性的作用，在后续的大鼠实验中同样得到了证实。当给大鼠饲喂致死剂量的甲基汞时，有硒保护的大鼠大多数存活了下来。

与汞类似的还有镉、铅。科学家推测，硒之所以能使重金属毒性降低，是因为其通过硒蛋白紧密结合了这些重金属，使其失去了毒性。

（六）补硒，让肾不再"虚"

肾是硒代谢和储存的重要器官，是人体中的一个大"硒库"，肾内硒含量非常高；肾病患者体内缺硒非常普遍。动物实验研究发现，当硒的摄入量不够时，首先动用肾、肝等器官中的硒来补充代偿。当体内血硒水平降低时，肾内硒含量明显降低。硒与肾的健康密切相关。肾是人体比较脆弱的器官，容易发生各种疾病。补硒可治肾未病，相关的研究工作尚待进一步总结和深入。硒对肾脏有保护作用，减轻毒素对肾的侵害；补充适量的硒元素能提高机体免疫力，维持机体活化免疫应答；硒能提高肾小球滤过率，减轻炎症。适量补硒可以预防和治疗疾病，超量补硒则会对机体造成伤害，因此应特别注意硒的补充形式和剂量。一般来说，无机硒的毒性大于有机硒。

（七）补硒，让肝不再"营养不良"

国内外大量研究表明，硒与肝脏疾病的发生、发展及预后关系密切。在通过硒有效防治肝炎、肝硬化的作用下，肝癌也得到了较好的防治。

肝脏是人体中含硒量较多的器官。国内外均有报道，硒是动物和人的必要膳食营养成分，是已知的营养素中确定的与病毒感染有一定直接关系的化学元素。硒的补充可降低乙肝病毒（HBV）对肝脏的感染，能有效阻止病毒发生变异，有利于患者的恢复，避免因缺硒造成迁延不愈。同时在对肝病患者检查的过程中发现，患者体内广泛存在硒元素缺乏的现象，而且在由病毒诱导肝癌形成过程的早、晚期，硒可起到对病毒的阻断作用。硒还可以增强机体的免疫功能，防止肝病反复。硒具有良好的解毒功能，能拮抗多种有毒重金属物质和一些有害化合物，从而减少环境中有毒物质对肝脏的伤害。硒可以提高抗氧化能力，清除自由基，加快脂质过氧化物的分解，防止肝纤维化，使肝功能可以正常行使，起到保护肝脏的作用。肝炎等慢性肝病向肝硬化、肝癌转化的过程中通常伴随着肝纤维化，抑制肝纤维化对肝硬化（甚至肝癌）具有重要的预防作用。硒还可以降低黄曲霉素对肝脏的诱癌作用。

总之，肝病患者体内普遍缺硒，且病情越重，血硒水平越低。因此，合理补硒有益于肝病的防治。需要注意的是，硒缺乏或硒过量都会对肝脏产生毒副作用。因此，建议大家在医生和营养师的指导下补硒，让肝不再"营养不良"的同时，避免造成肝的二次损害。

（八）硒是一种理想的肿瘤放化疗"伴侣"

癌症时时威胁着人类健康。据不完全统计，100个人一生中可能有6个人罹患癌症，其中5个人最终死于癌症。而硒不仅可防癌、抗癌，同时还能缓解放化疗治疗癌症的毒副作用，可谓一种优良的肿瘤放化疗辅助剂。

现阶段，放化疗治疗方法仍是对抗恶性肿瘤的重要手段。癌症患者接受放化疗后所显现的毒副作用也比较普遍，主要表现为白细胞大量减少，面色苍白，出现恶心、呕吐、肠胃功能紊乱、食欲减退、脱发严重、体质下降、免疫力和抗病力进一步削弱等，严重影响癌症的治疗效果和患者预后。

临床中常常可以看到许多接受放、化疗的患者，每接受一次放、化疗，体质就衰弱一次，以至有相当一部分患者因无法承受放、化疗的毒副作用而不得不中途停止。而放、化疗患者机体免疫功能的衰退，有可能会进一步促使恶性肿瘤失去免疫监控，加速增殖，或者产生新的肿瘤。这就是为什么很多肿瘤患者经放、化疗后，病情表现为一时的好转，但很快又会恶化，出现边治疗、边扩散、边转移的现象。同时，患者经放化疗后机体抵抗能力也会大大减弱，从而增加了许多危及生命的并发症发生，如多器官的感染或功能减退。硒作为可防癌、抗癌的化学保护剂，可有效缓解癌症患者放化疗治疗的毒副作用，其对抗机制具有多环节、多靶点、多样性等特点，可贯穿放化疗疗程始终，且长期服用几乎无毒副作用，是一种理想的肿瘤放化疗"伴侣"。可以说，硒的放化疗辅助功效具有更加直接、明确的短期可观测治疗效果和有益结果，但其有益的防癌、抑癌功效往往需要耗费数年甚至数十年的长期临床试验观察才能获得。因此，癌症患者，尤其是接受放化疗治疗的癌症患者，补充硒是值得推荐的十分有益的辅助治疗手段。对于硒的补充形式，建议以剂量明确的有机硒补充剂作为首选，其次才是亚硒酸钠等无机硒制剂。

（九）硒——清除自由基的有力武器

现代化的生活方式使人体产生的自由基越来越多。据估计人体内总自由基的95%都是氧自由基，对人体造成直接或者间接伤害的主要也是氧自由基。研究人员普遍认为，自由基的氧化破坏是造成机体早衰及某些慢性疾病的主要原因。科学研究证实，硒的化合物有保护细胞的作用，它对于由细胞受损引起的疾病如肿瘤、心血管病、克山病和大骨节病都有预防和治疗作用。硒之所以对人体细胞有保护作用，是因为硒具有抗氧化作用。生命需要氧气，通过氧化反应，身体可以获得所需要的能量。但是氧化反应也会对身体细胞造成氧化损伤，普通氧气的氧化不会对细胞产生伤害，但是活性氧的氧化却对细胞有损伤。

那么，机体如何抵御这种损害呢？有矛就有盾，有损伤就有保护，这是自然界普遍存在的客观规律。地球上的生物在进化过程中，为了生存和繁衍后代，建立了独自的防护体系，包括抵御自身过氧化损害和抵御外界侵入损害两大体系，这两种防御体系互相交叉，互相协同。微量元素硒则在机体的防御体系中扮演了极其重要的角色。

活性氧是人体在正常的生理活动中所产生的，如果不及时从体内消除，就会对正常细胞有伤害作用，而硒的化合物，正好具有清除这些活性氧的功能。经过科学家20多年的研究发现，硒对活性氧的清除作用是通过含有硒的酶来实现的。目前发现谷胱甘肽过氧化物酶、血浆谷胱甘肽过氧化物酶、超氧化物歧化酶等含硒酶都有清除活性氧的功能。谷胱甘肽过氧化物酶是消除自由基的多面手，而这一切都依赖于硒。最新科学研究显示，人的营养状况好坏，直接与体内自由基的产生与清除的平衡有着密切关系。硒能对抗自由基，每天补充适量的硒元素有利于人体的健康。

（十）女人补硒，排毒养颜

近年来，硒对人体的保健作用受到广泛关注，但硒元素的美容功效也是不容忽视的。那么，女人补硒好处有哪些呢？

1. 硒有抗衰老作用

身体原本具有抗衰老功能，但没有硒就不能正常工作，所以需要及时补充硒。硒有较强的抗氧化作用，它能清除自由基，具有很好的抗衰老功效。人体衰老其实就是逐步氧化导致的，当人体内抗氧化作用变差，又不能及时清除自由基时，细胞的衰老速度便明显加快。硒能推迟老年斑，硒与维生素E起协同作用，维生素E结合于生物膜上，保护生物膜免受自由基的攻击产生过氧化损伤，可以推迟脂褐素（老年斑）的出现。

2. 硒能增强肌肤弹性

硒可以在细胞质中发挥代谢作用，帮助氧化物消化还原，从而保护细胞膜结构不受氧化物的破坏。人体内自由基使脂质过氧化，损害细胞膜，使细胞膜上的不饱和脂肪酸交联成脂褐素，使结缔组织中胶原蛋白失去弹性，硒与维生素E相互协同能有效地防止细胞衰老和增加弹性，从而取得较好的美容效果。

3. 硒能美白、保护肌肤

硒具有天然解毒的作用，硒能解除有害金属物质的毒性，特别是可降低铅的毒性作用，这对减少化妆品中铅的毒性，保护皮肤、增白美容、排毒养颜具有重要意义。

研究表明，硒还与一些皮肤病的发生、发展密切相关。口服或局部外用硒或其化合物对皮肤病有防治作用。硒在银屑病、白癜风、紫外线照射对皮肤损伤及皮肤肿瘤的发生、发展及转归中的生物学作用正日益引起科学家的关注。

（十一）食品补硒剂——硒化卡拉胶的特性及应用

硒化卡拉胶又称海藻硒多糖、硒酸酯多糖，是以海洋藻类提取的天然硫酸酯多糖做母体，采用精确的分子对接技术，使微量元素硒与活性多糖在分子状态结合的一种新型的有机硒化合物，具有集活性多糖和人体必需的微量元素硒于一身的诸多生理功能。

硒化卡拉胶，呈类白色、淡黄色至棕黄色粉末，微有海藻腥味，在水中形成黄色澄清溶液，水溶液呈酸性，在甲醇、乙醇等有机溶剂中几乎不溶。

20世纪50年代，美国营养学家施瓦茨在研究肝坏死过程中发现，有一种神奇的护肝因子——"因素3"。经测定，"因素3"就是硒化卡拉胶，这一研究明确了硒化卡拉胶在肝病中的重要作用。

那么，硒化卡拉胶作为有机硒的特性主要体现在哪里呢？

1. 硒化卡拉胶对比其他硒制品生物活性更高

近十多年来，国内外许多科学家对开发有机硒以取代无机硒做了大量有益的工作，如生产富硒酵母、硒化卡拉胶、硒蛋白等。但是酵母硒、硒蛋白在有机硒含量、生物活性、适应性等方面与硒化卡拉胶相比存在许多不足。20世纪90年代初，中科院生态环境中心等多个科学研究单位对几种常用硒制品作过对比分析，证明硒化卡拉胶的生物利用度是最好的，见下表。

几种常见硒制品的生物活性度

对照指标	产品名称				
	亚硒酸钠	硒化硫酸软骨素	富硒酵母	Ebselen依布硒啉	硒化卡拉胶
抗自由基（%）	100	243	100	300	371
对红细胞稳定性的保护作用（%）	25	40	25	71	100

2．硒化卡拉胶对比其他硒制品安全性更好

硒化卡拉胶经北京医科大学用Wistar大鼠（一种实验用的小白鼠）连续口服三个月结果：每日5微克/千克（以硒计）低剂量、相当于每人每日300微克硒，未观察到任何毒性反应；每日150微克/千克（以硒计）中剂量、相当于每人每日9000微克硒，未观察到明显毒性反应。

硒化卡拉胶已于1992年经全国食品添加剂标准化技术委员会终审通过，用作食品营养强化剂，目前已列入GB 14880—2012《食品安全国家标准 食品营养强化剂使用标准》。2020年12月1日，国家市场监督管理总局会同国家卫生健康委员会、国家中医药管理局调整发布《保健食品原料目录 营养素补充剂（2020年版）》及《允许保健食品声称的保健功能目录 营养素补充剂（2020年版）》，硒化卡拉胶也正式列入《保健食品原料目录 营养素补充剂（2020年版）》，可用作保健食品原料。

3．硒化卡拉胶对比其他硒制品更易溶于水

硒化卡拉胶属于多糖类有机硒营养强化剂，其分子由多个糖环片段构成，分子质量小。硒化卡拉胶的分子结构特性决定了它易溶于水的性质，其溶解度在90%以上，这就大大方便了硒化卡拉胶的使用，扩大了其应用范围，可广泛用于保健食品和普通食品及饮料中。

第三章

生命之火花：
锌硒同补好处多

锌和硒对人类健康的益处越来越受到人们的重视。即使有大量令人信服的证据说明微量元素锌和硒对人体健康有着重要的调节作用，目前仍存在一些问题尚需进一步研究探索，如它们对人体健康影响更深层次的机制，它们之间的协同作用对人体健康的影响，如何提高微量元素的吸收利用率均需更广泛、更深入的研究探索。随着各种机制的阐明，它们必将作为保健、预防用药进入一个崭新的应用时代。

一、锌和硒在临床中的应用

微量元素锌和硒在临床上的应用已有很长历史，但大多是针对营养素缺乏病的。流行病学调查发现，微量元素锌、硒缺乏者患感染性疾病的风险比正常者高。锌硒可以辅助治疗病毒性心肌炎，其可能机制如下：

（1）微量元素锌、硒具有保护心肌细胞膜及某些细胞器、提高心肌细胞氧化磷酸化的能力，抑制脂氧合酶活性进而清除氧自由基。

（2）锌、硒能够增强体液免疫、细胞免疫及单核、巨噬细胞的吞噬能力及抗感染能力。

（3）锌、硒能够通过参与含硒酶谷胱甘肽过氧化物酶、含锌酶超氧化物歧化酶活性，增强机体抗氧化能力，进而使心肌细胞免受损伤和干扰，促进其功能的恢复。

小儿反复呼吸道感染与血清中多种微量元素的缺乏有关（如锌、硒等）。当某些微量元素浓度低下时，机体中的T、B细胞的增殖分化发生障碍，特别是辅助性T细胞功能受到损害，进而引起小儿反复呼吸道感染发作。锌、硒能够提高机体的免疫功能，参与许多酶的组成，促进T、B细胞的增殖与分化能力。

锌和硒是自由基的清除剂，能使尘肺患者体内的脂质氧化物减少，起到抗氧化作用。有研究发现：补充葡萄糖酸锌给尘肺患者，能减轻尘肺患者的自觉症状

（咳嗽、咯痰、胸痛、气促）、体征，从而改善肺通气功能。锌、硒能使尘肺患者的自觉症状得到明显的改善，延缓其进展，预防并发症的发生。

小儿厌食与微量元素锌、硒关系密切，由于厌食症患儿食欲不振影响胃肠功能，营养素得不到吸收，致使微量元素摄入不足，并且微量元素缺乏又在某种程度上导致儿童厌食，形成恶性循环。给厌食儿童补充硒、锌制剂可以显著改善和增加儿童食欲，有报道表明，单用补锌制剂未见效果后要注意适量补充硒制剂。

近年研究发现，锌可以影响垂体分泌促性腺素，这与睾丸生精功能密切相关。维持精子活动能力的重要因素之一是精浆中存在高锌，锌直接参与精子的生成、成熟、激活和获能过程，缺锌能够影响性腺的发育、导致性腺功能不足、性器官发育不全或减退、性成熟障碍。影响精子产生和代谢的一系列酶的组成成分之一是硒，缺硒导致精子生成不足。硒作为对抗某些精子毒性作用的代谢元素之一，能够避免有害物质伤害生殖系统，维持精子细胞的正常形态。

锌与胰岛素分泌和储存关系密切。微量元素锌、硒与高血压、糖尿病的发病及慢性病变发生、发展存在密切关系。适当调整微量元素锌、硒的供给等综合防治措施，能纠正糖代谢紊乱，防止、延迟或减轻糖尿病慢性病变的发生。

类风湿性关节炎的病因或病情加重的原因之一可能是缺锌，口服硫酸锌糖浆能改善患者关节肿胀等自觉症状。硒酸酯多糖是改善类风湿性关节炎疼痛症状效果好、毒副反应轻的协同性治疗药物。

二、锌硒同补与前列腺

慢性前列腺炎是影响成年男性生活质量的常见病，但对于慢性前列腺炎的病因，仍没有明确。慢性前列腺炎的发生发展与前列腺中微量元素锌、硒缺乏有关。细菌性前列腺炎使用抗生素治疗在理论上有其实验依据。对于慢性非细菌性前列腺炎，尽管有学者在其前列腺炎组织中发现了原核生物同源DNA序列，但目前的培养检测手段仍不能证明前列腺组织内存在感染的根据，因此认为慢性前列腺炎的发病与许多因素有关。

微量元素锌和硒含量下降、免疫因素、局部组织内过氧化物的含量等被认为是致病因素。目前认为前列腺液中具有抗炎活性物质，是一种含锌蛋白，活性成分为锌离子（Zn^{2+}），而慢性前列腺液中锌离子含量下降，愈后前列腺液锌离子含量回复正常。补充锌能增加前列腺组织中锌离子的含量，加强局部抗炎作用。

硒对男性前列腺疾病的作用主要表现在以下方面：硒能够防止正常前列腺细胞受到氧化剂损伤，硒能够抑制前列腺癌细胞生长。补硒能降低前列腺癌发病风险。国内外流行病学研究发现，低硒地区及低硒人群中肿瘤发病率增高，硒浓度最高组患前列腺癌的风险比硒浓度最低组低48%。还有研究发现，在年龄、种族等其他条件匹配的情况下，因前列腺癌死亡的患者血硒浓度比尚生存的前列腺癌患者偏低。

锌和硒是机体内多种酶的组成成分或酶的激活剂，补充锌、硒能增加机体内超氧化物歧化酶、谷胱甘肽过氧化物酶等的活性，清除前列腺内过多的氧自由基而达到治疗的目的。

三、老年人应锌硒同补

衰老本身不是疾病，但随着岁月的流逝，身体保持平衡的抗氧化状态能力减弱，氧化反应逐渐超过了抗氧化反应，进而导致细胞内线粒体和DNA遭到破坏，免疫力减弱，对疾病敏感性增加，易患各种慢性疾病。另外，进入老年后，人的进食量相对减少，从膳食中摄入的抗氧化物也随之减少。机体老化和营养不良都会影响人类的免疫功能，这是一种累积的效应，于是有人提出在老年人群中，营养的作用比机体老化更加重要。

在所有与免疫有关的营养素中，对老年人群中硒和锌这两种微量元素的调查开展得最多。硒是许多酶的重要组成部分，这些酶可以参与氧化还原反应从而防止细胞膜受到氧化损伤，因此硒在免疫功能和预防癌症中起着重要作用。锌缺乏和体内抗体及细胞介导的免疫反应降低有关，将锌补充至生理所需水平则可以逆转这些反应。硒水平不足对免疫功能的不利影响会因为锌摄入的不足而进一步加重。因此适当补充锌、硒以及维生素E等抗氧化物能够增强抗氧化和免疫力，从而延缓人体衰老进程。

更有专家学者指出，有微量元素锌和硒在，就会青春常在。锌、硒可以推迟细胞老化，人体衰老的一个重要原因是机体内产生的自由基，这些自由基若不能及时被清除，就会在体内大量堆积并引起细胞基质氧化，形成过氧化脂质，破坏生物膜，导致细胞死亡，从而加快人体各器官衰老。部分神经细胞的死亡出现老年性痴呆，皮肤细胞死亡及过氧化脂质形成表现为老年斑等。营养专家研究发现，同时补充微量元素锌和硒可以降低老年痴呆的发病率。

四、锌硒同补与优生优育

生殖器官包括男性的睾丸和女性的卵巢。生殖腺分泌性激素维持人体生殖器官的发育和生育功能，并维持第二性征如男性的胡子、喉结及女性的声带等。如果性腺功能发生异常，对人体将产生如下严重的影响。

（1）男性睾丸功能低下　睾酮分泌减少，导致前列腺增生，精子发育不良，影响生育；还可能引起阳痿、早泄，影响性生活质量。

（2）女性卵巢功能低下　雌激素分泌减少，影响卵子发育和生育；可导致月经不调、停经。若雌激素分泌过多又可能引起乳腺癌等。

研究发现，精液中微量元素锌、硒的变化将直接影响性激素分泌、精细胞的生成和代谢，体内一些矿物质微量元素如锌、硒含量的改变，可直接导致精液质量的下降，从而引发男性不育。

锌是维持机体生长发育的必需微量元素之一，为细胞代谢过程中必需的微量元素，在DNA和蛋白质合成、酶活性和细胞内信号中，发挥着重要作用。正常男性体内锌含量为1.5～2.5g，主要分布在睾丸、附睾、精囊腺和前列腺，可影响男性性腺发育。锌直接参与精子生成、成熟、激活和获能等过程，可使精子免受男、女生殖道对其潜在的损伤。锌具有延缓细胞膜脂质氧化，保证精子形态、结构和功能正常的作用。男性体内缺锌，可抑制脑垂体促性腺激素释放，从而导致性腺发育不良或性腺功能减退，引起性腺的生殖内分泌功能障碍，造成男性精子生成异常而导致不育。锌可调节雄激素代谢，可促进睾酮转变为双氢睾酮，与生精细胞的雄激素受体结合，促进精子的生成。同时，锌是体内多种酶的组成成分或激活因子，睾丸、前列腺、附睾组织中富含锌，精子数量增加常伴有锌浓度增加。但是，也有研究结果表明，精浆锌浓度降低可影响精子数量，而精浆锌浓度升高，则可导致精子活力下降。因此建议对精子数量较少，但是精子活力正常的男性个体，应进行密切监测，虽然精子正常功能需要足够的精浆锌，但是也不能盲目补锌。

硒是睾丸组织中重要的微量元素之一。硒在男性生殖过程中的作用越来越受到重视。硒作为谷胱甘肽过氧化物酶不可缺少的组成部分，在人体内发挥着重要的生物学功能，从而保护机体免受脂质过氧化物和羟自由基的破坏。硒在男性生殖系统发育和改善精子活力、维持精子正常形态和功能中具有重要作用。随着男性性腺的发育成熟，性腺中硒浓度明显上升，这对维持精子鞭毛结构和功能完整性具有重要作用。一项动物研究结果显示，硒对于黄曲霉毒素B_1导致的睾丸损伤具有保护作用，究其原因一是硒具有抗氧化作用，二是通过刺激睾酮合成酶的蛋白表达及产类固醇的急性调控蛋白的基因表达提高了睾酮水平。对于精子活力和形态正常的男性，其血清硒浓度显著高于无精子症和畸形精子症男性。

锌缺乏时，脱氧核糖核酸合成受到影响，从而会阻碍蛋白质的合成。在怀孕期间，孕妇即使是短暂的一过性缺锌，也会对胎儿产生某些不可弥补的损伤。因为胎儿期，尤其是怀孕的头三个月，胚胎发育特别迅速，此时也是神经系统形成的最关键阶段，若蛋白质合成不足，便会直接影响胎儿的发育，以至于影响出生后婴幼儿身体和智力的正常发育。硒能激活体液免疫，提高免疫功能，对抗汞、铅、砷等有毒元素对胚胎的毒性作用，防止镉引起胎盘坏死等，而缺硒会使胚胎发育不良、畸形。胚胎及胎儿缺硒，谷胱甘肽过氧化物酶活性降低，脂代谢紊乱，抗自由基的能力减弱，自身保护机制降低，造成胚胎发育受阻。这可能是胎儿宫内发育迟缓的原因。缺硒的新生儿尤其是早产儿可发生溶血性贫血。缺硒可以影响母亲体内甲状腺激素的代谢，并引起胎儿遗传基因的突变，会导致小儿先天愚型，危害很多。可以想象，如果孕妇的饮食中锌、硒的摄入不合理，会产生非常严重的后果。

五、健康骨骼宜补锌和硒

如果把人体比作一棵树，那么全身的骨骼就好比是树的主干和枝丫，只有主干和枝丫苗壮成长，树叶才有依靠，树才可以繁茂生长。骨骼也是如此，它是整个人体的支撑，是肌肉、组织、器官赖以附着的基础。骨骼是深藏于人体内部的，它的健康状况往往不容易引起人们的关注和重视。殊不知，骨骼的健康与整个人体的健康息息相关。健康骨骼，是人体健康不容忽视的"责任担当"。人体骨骼的生长发育是随着年龄增长而变化的，在不同年龄段，呈现不同的状态，身高是骨骼生长发育的重要指标。最常见的骨骼健康问题主要有：骨质疏松、关节炎、骨质软化、腰椎间盘突出。

骨质疏松是以低骨量及骨组织微结构退变为特征、伴有骨脆性增加、易于发生骨折的一种全身性骨骼疾病，属于中老年常见疾病，严重损害人体健康和生活质量。随着我国人口老龄化速度加快，骨质疏松不仅威胁老年人特别是绝经后妇女的健康，而且已经成为严重的社会问题。

锌与骨质疏松的关系密切。机体锌总量的30%分布于骨骼，在骨形成和代谢过程中，锌是不可缺少的微量元素。它可通过参与骨盐的形成、影响骨代谢的调节以及骨代谢过程中碱性磷酸酶、胶原酶和碳酸酐酶三种代谢酶类发挥作用。研究发现，适量补锌有促进骨形成、提高骨密度的潜在作用。

硒是构成硒蛋白和若干抗氧化酶的必需成分，硒蛋白在骨代谢过程中十分重要，具有抗氧化、维持正常免疫功能等作用。缺硒会引起大骨节病等骨代谢疾病。有研究显示，硒能改善钙的代谢、增加机体对钙的吸收和骨钙的沉积、降低机体对铝的吸收、同时减少自由基的产生，研究也表明硒对高铝引发的老年骨质疏松有一定的保护作用。另外，缺硒是导致骨质疏松的潜在危险因素，在低摄入量地区进行广泛的补硒可能使个人的抗氧化能力得到优化，从而降低发生骨质疏松的可能性。因此，预防骨质疏松应同时关注锌元素和硒元素的摄取。

六、护眼别忘补充锌和硒

常言道："眼睛是心灵的窗口"。因为眼睛不仅与人的容貌神韵有密切关系，而且眼睛是人类观察世界的重要感觉器官，大脑中有80%的知识和信息都是通过眼睛获取的。人类需要用眼睛来欣赏五彩缤纷的世界、阅读精彩的小说、看人识物等。眼睛也是人体最受累的器官之一，因此保护好眼睛、提高视力、预防和改善眼病、确保眼睛健康，是一项具有重要意义的保健工作。爱护眼睛除了应合理用眼、注意眼睛休息以外，适当地吃一些有益于眼睛的食物、合理补充锌和硒等营养素也是非常重要的。

角膜上皮、虹膜、视网膜及晶状体内均含有锌，锌在眼内参与维生素A的代谢与运输，维持视网膜色素上皮的正常组织状态，维护正常视觉功能。另外，研究发现，近视与人体锌含量的关系密切，头发中锌含量随近视程度的增加而降低，眼球中的锌可使夜间视力增强。适量补锌可以增强眼睛抗氧化能力，由于是维生素A的转化剂，锌可明显促进维生素A的运转代谢能力，改善视力。

硒对视觉器官的功能是极为重要的，补硒可保护视力。硒是超强抗氧化剂，比维生素E的抗氧化效果强几十倍，据专家研究，山鹰之所以能在几千米的高空看见地上的田鼠，跟山鹰眼睛里的含硒量是分不开的，在山鹰的视网膜中含硒总量高达700微克，这可能是其视力敏锐的原因。虽然人的视网膜含硒量仅为山鹰的1%，但在人体的各种器官中，人眼却是含硒量很高的器官。硒能增进视觉灵敏度，所以当人体缺硒时易得近视眼。研究表明，硒在眼睛睫状体和虹膜内含量最高，在视网膜和色素上皮内的含量次之，晶状体中含量少，玻璃体中含量极微。硒是谷胱甘肽过氧化酶的必需组成成分，眼组织内谷胱甘肽过氧化酶的活性与硒的含量有关。有学者观察，硒与视敏度有关，给人补硒后，对已往不能察觉的弱光会有反应。老年性白内障是常见的多发病，在我国也是占首位的致盲原因，据统计，老年性白内障患者的晶状体内硒的含量仅为正常的1/6，明显低于正常人。由此可见，锌、硒同补可以防治眼病发生和衰老，有助于提高视力。

七、健康口腔宜补锌和硒

为贯彻落实《"健康中国2030"规划纲要》和《中国防治慢性病中长期规划（2017—2025年）》，进一步加强健康口腔工作，提升群众口腔健康意识和行为能力，国家卫生健康委员会办公厅于2019年1月31日印发了《健康口腔行动方案（2019—2025年）》（国卫办疾控函〔2019〕118号）的通知。该方案明确了健康口腔行动的指导思想，指出口腔健康是全身健康的重要组成部分，并提出了4项口腔健康管理优化行动。

（1）生命早期1000天口腔健康服务。

（2）儿童口腔健康管理服务。

（3）中青年（职业）人群口腔健康管理。

（4）老年人口腔健康管理。

倡导老年人关注口腔健康与全身健康的关系，对高血压、糖尿病等老年慢性病患者，加强口腔健康管理，积极开展龋病、牙周疾病和口腔黏膜疾病防治、义齿修复等服务。口腔中的感染和炎症因子可导致或加剧心脑血管病、糖尿病等慢性病，危害全身健康，影响生命质量。龋病和牙周病会破坏牙齿硬组织和牙齿周围支持组织，不仅影响咀嚼、言语、美观等功能，还会造成社会交往困难和心理障碍。

孕妇的口腔感染是早产和婴儿低出生体重的危险因素。一些全身疾病可能在口腔出现相应的表征。例如，糖尿病患者的抗感染能力下降，常伴发牙周炎、拔牙伤口难以愈合，艾滋病患者早期会出现口腔病损，发生口腔念珠菌病等疾病。

口腔是对食物进行机械性消化的场所，通过牙齿咀嚼将大块食物粉碎成小颗粒，与唾液混合成食物团。为了拥有一副健康又洁白的牙齿，很多人都非常注重给牙齿补钙、补氟、补维生素C，但很少听说补充锌和硒的。实际上锌、硒对口腔的健康具有重要意义。

（一）硒对口腔的作用

（1）硒可增强牙齿的健康，提高咀嚼肌的力量，从而将大块食物粉碎。

（2）硒可提高舌上味蕾细胞的兴奋性，增强味觉，增加食欲。

（3）硒可增强唾液腺的分泌功能，提高唾液的分泌量，与被粉碎的食物混合，形成润滑的食物团，易于通过食管进入胃。

（4）硒可提高唾液淀粉酶的分泌合成量并提高其活性，对食物中的淀粉进行初步消化分解。

微量元素硒在牙体硬组织的生长发育过程中扮演着不可或缺的角色。较多研究表明硒与釉质和牙本质（构成牙体的两种组织）之间存在明显关联；一些研究也证实，硒水平高的地区患龋率低；反之，硒水平低的地区患龋率高。硒具有一定的抑菌活性，硒可能因抑制菌斑酶、阻碍细菌生长和黏附而发挥抗龋作用。

（二）锌对口腔的作用

微量元素锌在维持口腔黏膜细胞正常增殖和结构完整中具有重要作用。如果体内缺乏微量元素锌，容易患上牙周病，缺锌可引起口腔黏膜受损害。锌是唾液中味觉素的成分，锌缺乏可使味觉灵敏度下降，食欲下降，还可使拔牙伤口愈合迟缓，以及增加患龋齿的概率。因此，膳食中充足的锌含量有利于口腔局部免疫力提升，预防发生早期龋齿，抑制菌斑形成，有利于口腔黏膜组织的愈合。

在生活中，我们经常会出现各种小毛病，虽然它不影响我们的正常生活，但也给我们增添了许多痛苦和烦恼，口腔溃疡就是其中之一。我们常常认为口腔溃疡是"上火"了，其实不一定是这样的，真实原因有可能是需要补充"锌"和"硒"了。

八、经常熬夜宜补锌和硒

睡眠是机体让器官得到休息和自我修复的重要方式。睡眠短缺会加速机体的老化，引起各种疾病。

概括起来，熬夜对身体的主要危害。

（1）机体抵抗力下降　病毒和细菌容易入侵，人体就可能出现呼吸道感染、肺炎、泌尿道感染等各种感染性疾病。如果患有慢性支气管炎、哮喘、心脏病等基础疾病，就有可能诱发这些疾病的急性发作或加重。

（2）人熬夜时饥饿感增加，大脑不断发出刺激信号，常常靠喝咖啡或苏打水、吃味道重的食物来提神，还有可能会吃夜宵，胃、肠道就不能好好休息，结果容易发生消化不良等问题或疾病，出现胃炎、便秘等不适症状。夜间过多摄取食物容易出现肥胖，如果不能很好地控制体重，又会诱发糖尿病等其他疾病。

（3）经常熬夜会打乱身体正常的激素分泌节律，这种改变可能影响人体对碳水化合物和脂肪的代谢，摄入的碳水化合物更容易转变为脂肪。比如，经常熬夜的人对胰岛素的敏感性降低，血糖升高，易患糖尿病，而糖尿病又会引起血管硬化、肾功能不全等一系列并发症。

（4）长期睡眠不足的人更容易患心脏病，会导致血压升高、心律失常，容易诱发冠心病、心肌梗死等严重的心脏疾病，甚至可能导致心源性的猝死。

（5）增加患癌的风险　睡眠不足降低机体免疫力，那么人体对于细胞变异的自我监管能力会被削弱，造成突变细胞不能被及时清除，出现恶性增殖。医学研究发现长期上夜班、熬夜的女性患乳腺癌的概率要高，初步研究认为睡眠与乳腺癌的关系可能与褪黑激素有关。褪黑激素是在夜间睡眠时产生的，经常熬夜，减少褪黑激素生成。褪黑激素能影响到雌激素的生成，褪黑激素越少会使雌激素增多，势必影响到乳腺组织的发育，增加乳腺癌的发病风险。

（6）生育能力降低　男人熬夜会导致精子质量变差、数量变少，女人熬夜会使卵子质量下降，而且还可能引起月经不调，这些都会对生育能力造成影响，所以不管是男性还是女性，都不应经常熬夜。

（7）导致情绪障碍　经常熬夜会使人注意力无法集中，记忆力下降，还会使人的情绪烦躁，容易激动。在这种不良的情绪状态下，工作效率降低，容易出差错，甚至造成严重后果。还有可能出现人际关系问题，诱发心理疾病。

（8）诱发精神疾病　长期睡眠不足的人易患神经衰弱、抑郁症、强迫症等多种精神疾病。

可见，保证良好的睡眠对身体健康是多么重要。研究发现，熬夜后及时补充锌和硒，会有助于熬夜对身体损伤程度的减轻。熬夜后补充锌和硒，女士脸上不易长痘，有助于眼睛健康；男士有助于备孕，提高身体活力。

九、补充锌硒要"趁早"

锌和硒作为人体中比较重要的两种微量元素，在身体中是必不可少的，如果缺少了锌和硒，人体就会出现一些疾病，所以在平常的生活中一定要注意补充这两种微量元素。但是锌、硒应该在什么时候补充呢？有没有一个最佳的时间点呢？有的医生说补充锌和硒要"趁早"，在午饭前补锌、补硒应该是最好的，这种说法有没有道理呢？

应该说，当人体缺锌、缺硒时任何时间进行补充都是可以的。但是人们通常有一种说法就是早上补锌补硒，晚上补钙补铁，这种说法是有一定科学道理的，所以在补充锌、硒元素的时候，尽量在午饭前补充效果会比较好。身体在经过了一夜的合成代谢后，到了早晨已经处于饥饿的状态。这时如果我们进行足够合理的营养补充，机体可以快速吸收。因为在午饭前所需要的营养是比较多的，身体正处于一种饥饿的状态，适当补充一些锌、硒元素，能够缓解这种情况，同时还能够避免铁和钙对锌、硒吸收的影响，让自己的营养变得比较充分。所以说，早餐时或早餐后半小时到一小时内服用补充锌和硒的营养素比较好。

补锌最好的季节是秋冬季节，因为秋冬季节气温低，出汗少，补充的锌不容易被汗液带走，容易将锌在体内储存下来。相反，夏季出汗较多，补充的锌会随汗液排出体外，虽然夏季不适合锌在体内储存，但是也一定要多食用含锌的食物，因为夏季排出的锌较多，机体容易缺锌。一些粗纤维食物会影响锌在肠道的吸收，补锌时应少食用含粗纤维多的食物（如竹笋、芹菜、燕麦等），以免影响锌的吸收。锌和硒是以谷物为主食的人们最容易缺乏的微量元素。一般而言，种植谷物的土壤中锌和硒含量较低，将会导致谷物等农作物吸收、转化的有机硒和锌含量也较低，这就可能导致以此谷物为主要食物来源的人们，锌和硒的摄入量不足，引起锌和硒的缺乏问题。

十、雾霾天气补充锌和硒

近年来，随着工农业生产的迅猛发展、交通运输业日益发达，大气环境受到污染物的影响很大，特别是大气颗粒物的污染使得雾霾天气越来越多。PM2.5指细颗粒物，又称为可入肺颗粒物，可以通过支气管和肺泡进入血液，干扰肺部交换，引起呼吸道感染、肺损伤以及癌症等多种疾病，危害人体健康。持续的雾霾天气损伤肺脏，除了减少出行和户外活动、戴口罩外，各种"清肺""润肺"的食物也开始流行起来。然而，研究发现，传统医学里的"清肺"，一般指减缓跟呼吸道有关的症状，如咳嗽、痰多、咽部不适等。这种"清肺""润肺"在概念上跟解决空气污染造成的"肺损伤"引起的健康危害完全不是一回事。按照目前的研究，空气污染所带来的危害，主要包括肺癌风险、呼吸系统疾病、心脑血管疾病等几方面。另外，用某种食物来结合微尘以消除雾霾危害的养生方法也大多不可靠。

尤其是雾霾天气，大气中的颗粒含有多种重金属。吸入这种被污染的空气后，含有重金属的微粒进入肺内，到达肺泡上皮细胞，由于微粒不停留在支气管黏膜上，支气管黏膜上的纤毛无法将其清除而积存在肺泡上皮细胞上，长期刺激可致病，这可能是导致我国肺癌发病率持续上升的重要原因之一。研究发现，雾霾天时补锌、硒很有必要。锌、硒能提高机体免疫功能，而许多毒物的致病机制之一就是损害机体的免疫功能。锌、硒具有抗氧化能力，保护机体不受或少受自由基的攻击。锌、硒在消化道可拮抗镉、铅、汞、铜等的吸收。在体内可恢复被铅等损害的一些酶的活性。锌能诱导肝脏合成金属硫蛋白，该蛋白能结合镉、汞等重金属，使重金属暂时隔离封闭，减少其毒性。这是因为锌和硒都能够预防呼吸系统疾病、抗感染、预防心血管病、增强机体抵抗力和免疫力，减少肺癌的风险。锌和硒还有抑制血浆中脂质过氧化自由基生成的作用，又有阻断脂质过氧化的作用，来抑制细菌和病毒对机体的入侵，从而达到增强机体防病抗病能力，同时在营养代谢和生理调节方面也具有极其重要的作用。锌和硒还在保护脱氧核糖核酸、蛋白质和膜结构免遭氧化损伤中起重要作用，有促进健康细胞生长、伤口愈合、抗感染和解毒作用，也是抗衰老和抗癌的基础。早在1949年就有人提出证据说明硒能防癌，至今已有许多动物实验证明，多种化学毒物的致癌率因补硒而下降。

有报道，硒对冶炼工人有预防肺癌的作用。那么硒是通过什么机制来排除重金属之毒的呢？

一是因为硒能提高机体组织细胞的生理功能，增强对金属毒性的抵抗力；

二是因为硒蛋白能紧密结合重金属，形成重金属硒蛋白质络合物，通过粪便和尿排出体外，能紧密结合重金属的硒蛋白主要为硒蛋白P。

十一、肝硬化期间宜补锌和硒

补锌的广告铺天盖地地出现在各地卫视频道，让不少人知道了儿童易缺锌。不过，锌是人体内200多种酶的组成成分。研究发现，肝炎后期肝硬化者血清中锌含量也存在明显降低。

现在生活条件这么好，营养摄入这么全，似乎不难从膳食中获得足量的锌，为什么肝硬化者也缺锌呢？

原因是肝脏作为机体营养吸收、贮存和代谢的主要器官，当发生病变时，机体消化、代谢功能明显降低，从而造成缺锌；而缺锌会反过来影响食欲，使人进食减少，形成恶性循环，加重肝脏病变。研究还发现，由于肝硬化患者存在门静脉高压，使得肠黏膜淤血、水肿，造成小肠功能紊乱，导致锌吸收降低；此外，肝脏合成的白蛋白等血浆蛋白减少，使得锌与氨基酸等小分子物质结合增多并经肾脏排除，特别是利尿剂的使用，增加了尿锌的排泄。肝硬化早期发生缺锌时，血液检验可发现外周血白细胞显著降低，尤其是淋巴细胞数下降，巨噬细胞功能减弱，临床证实，缺锌也是肝性脑病等并发症的发病原因之一。那么，如何知道自己缺不缺锌？只需做个血清锌水平测定即可。因此，对于缺锌的肝硬化者要及时补锌以去除影响锌吸收、促进锌排泄的因素，临床医生要注意控制感染、合理使用利尿剂等。

无独有偶。硒被誉为"肝脏的保护神"。研究发现，肝硬化患者血硒浓度也较低，因此，适量补硒是防治肝病的一项基本措施。研究发现，乙型肝炎患者每日补硒200微克，两个月后血硒和含硒酶恢复正常，转氨酶、胆红素和白蛋白恢复得更好。另有研究显示，补硒可以减轻酒精性肝硬化，在肝癌高发区高危人群中，尤其是低硒地区，补硒是可以预防肝癌的。

十二、素食主义者宜补锌和硒

素食是一种饮食习惯或饮食文化，实践这种饮食文化的人称为素食主义者。素食人群是指以不食肉、家禽、海鲜等动物性食物为饮食方式的人群。按照所戒食物种类不同，可分为全素、蛋素、奶素、蛋奶素人群等。完全戒食动物性食物及其产品的为全素人群，不戒食蛋奶类及其相关产品的为蛋奶素人群。如果膳食组成不合理，将会造成素食主义者铁、锌、硒等营养素缺乏的风险。这是因为植物性食物中锌的含量普遍不高，况且植物中的植酸还会降低锌的生物利用度。研究发现素食人群体内锌含量比一般人要低很多，普遍存在缺锌的现象。在低硒地区，由于土壤中硒元素含量较低，导致粮食、蔬菜等产品中硒元素含量偏低，这时当地的素食人群就更容易造成硒缺乏，应引起重视。

十三、更年期宜补锌和硒

医学研究证明，更年期是不分男女的。一般来说，女性的更年期有着更为明显的标志——绝经；而男性的更年期更像是一个缓慢变化的过程。想让机体更好地保持活力、更长寿，除了定期体检、规律运动，饮食调节也很重要。为了避免身体出现更年期综合征，改善不适，更年期女性最需要注意的是提高体内雌激素水平，因而在饮食方面需要吃富含植物雌激素的食物。大多数男性从四五十岁以后开始进入更年期。最主要的原因是睾丸功能逐渐减退导致体内血清睾酮部分缺乏。对男性来说，睾酮素是重要的性激素，其正常分泌在一定程度上能延缓更年期的症状。因而男性更年期主要是多补充锌和优质脂肪。补充锌能有效促进身体睾酮素的分泌，如牡蛎、蛤、蚝、蚌等都含有较多的锌。研究显示，进入更年期的妇女体内会出现比较严重的缺硒现象，这是由于微量元素硒在人体内起着至关重要的生理作用，保证人体的正常运作，而更年期的出现则会破坏这一运作机制。机体为了调整这一变化，就会调动大量的硒元素在各器官进行运作，所以此时机体对硒元素的消耗及需求也比平时多出几倍。一旦无法得到有效补充，机体就会出现严重的缺硒现象，进而导致恶性循环，最终引发更加恶劣的后果。更年期妇女通过定期补硒，就可以有效地降低和改善更年期症状。硒对更年期综合征具有如下作用。

（1）滋养卵巢　硒能有效保护女性生殖系统，维持女性雌激素正常水平，使卵巢趋于年轻态，子宫肌体更富弹性和活力，同时对于大龄妇女的受孕和生育也有一定的保护作用。

（2）祛除斑痕　更年期会导致脂类过氧化物蓄积。大量的自由基使皮肤过早长出老年斑，而硒能激活人体自身抗氧化系统中的重要物质——谷胱甘肽过氧化物酶，消除人体代谢过程中的自由基，淡化斑痕。

（3）预防疾病　硒的抗氧化能力不仅仅体现在祛除斑痕，也可以清除蓄积在心脏、肝脏、血管及脑细胞中的自由基，预防动脉硬化、高血压等疾病。另外，硒还具有提升免疫力的作用，帮助机体增强免疫力，预防疾病入侵。

（4）改善情绪　硒可以从细胞层面发挥作用，为大脑神经及脑细胞提供滋养和保护，从而有效改善情绪和精神，预防由于更年期情绪变化带来的危害。

更年期是身体慢慢走向衰老的过程，此时若及时补充身体所需的微量元素锌和硒，能减缓衰老的进度，有益健康。

十四、癌症患者放疗和化疗期间宜补锌和硒

得了癌症，进行放化疗是治疗病人必不可少的途径，但是放化疗引起的腹泻、呕吐、睡眠差、脱发等严重副作用是病人无法承受的。

癌症患者进行放疗，其实质是要经受一些射线的辐射，但是这样不仅会杀死癌细胞，一部分正常细胞也会遭到破坏；癌症患者在化疗期间也常出现营养不良、免疫功能严重受损、恶心呕吐等副作用。

对于癌症患者来说，免疫力下降是肿瘤发生、发展的重要因素之一。肿瘤患者容易缺乏的微量元素包括锌和硒，研究表明体内锌含量的变化与肿瘤的形成密切相关，血清锌水平降低与大多数肿瘤有关，锌和硒不但显著地影响免疫系统、调节机体生理功能，而且还能促进部分淋巴细胞产生抗体，使血液免疫球蛋白含量增高或维持正常。

2003年，美国食品与药物管理局确认硒是抑癌剂。据研究证实，硒能有效缓解放疗和化疗的副作用、为细胞解毒，提高治疗效果。给癌症患者补硒后可明显增强一种保护物质（谷胱甘肽过氧化酶）的作用，大大提升人体正常细胞的抗辐射功能。临床试验还证明，硒与抗癌药物联合应用，具有良好的协同抑癌和抗癌效应，进而降低药物毒副作用，提高癌症患者的生活质量。补硒可有效提高放疗和化疗患者的免疫力，使其顺利完成治疗。

另外，手术前后补锌有利于伤口愈合，因为锌是代谢所需的多种酶的激活剂，参与人体脂肪、蛋白质、核糖核酸的合成和代谢，有利于表皮细胞的分裂和生长，加速伤口新肉芽组织的形成，还能预防感染。含锌的食物主要有牡蛎、牛肉、猪肝、猪肾，核桃、花生等坚果及豆类食物。最常见的补硒食物就是蛋类，生活中常见的鸡蛋、鸭蛋、鹅蛋等各种蛋类，都可以补充硒元素。还有就是大蒜，大蒜含硒丰富，且本身具有提高免疫力、清除体内活性自由基等作用，与硒的作用一致，有协同增效作用，所以补硒过程中可多食用大蒜。

附录

/

A p p e n d i x

附录一　锌、硒营养强化剂的允许使用品种、使用范围及使用量

营养强化剂	食品分类号	食品类别（名称）	使用量
锌	01.01.03	调制乳	5～10mg/kg
	01.03.02	调制乳粉（儿童用乳粉和孕产妇用乳粉除外）	30～60mg/kg
		调制乳粉（仅限儿童用乳粉）	50～175mg/kg
		调制乳粉（仅限孕产妇用乳粉）	30～140mg/kg
	04.04.01.07	豆粉、豆浆粉	29～55.5mg/kg
	06.02	大米及其制品	10～40mg/kg
	06.03	小麦粉及其制品	10～40mg/kg
	06.04	杂粮粉及其制品	10～40mg/kg
	06.06	即食谷物，包括碾轧燕麦（片）	37.5～112.5mg/kg
	07.01	面包	10～40mg/kg
	07.02.02	西式糕点	45～80mg/kg
	07.03	饼干	45～80mg/kg

续表

营养强化剂	食品分类号	食品类别（名称）	使用量
锌	14.0	饮料类（14.01包装饮用水类及14.06固体饮料类涉及品种除外）	3 ~ 20mg/kg
	14.06	固体饮料类	60 ~ 180mg/kg
	16.01	果冻	10 ~ 20mg/kg
硒	01.03.02	调制乳粉（儿童用乳粉除外）	140 ~ 280μg/kg
		调制乳粉（仅限儿童用乳粉）	60 ~ 130μg/kg
	06.02	大米及其制品	140 ~ 280μg/kg
	06.03	小麦粉及其制品	140 ~ 280μg/kg
	06.04	杂粮粉及其制品	140 ~ 280μg/kg
	07.01	面包	140 ~ 280μg/kg
	07.03	饼干	30 ~ 110μg/kg
	14.03.01	含乳饮料	50 ~ 200μg/kg

注：使用范围以食品分类号和食品类别（名称）表示。

（资料来源：GB 14880—2012《食品安全国家标准　食品营养强化剂使用标准》）

附录二　允许使用的锌、硒营养强化剂化合物来源名单

营养强化剂	化合物来源
锌	硫酸锌 葡萄糖酸锌 甘氨酸锌 氧化锌 乳酸锌 柠檬酸锌 氯化锌 乙酸锌 碳酸锌
硒	亚硒酸钠 硒酸钠 硒蛋白 富硒食用菌粉 L-硒-甲基硒代半胱氨酸 硒化卡拉胶（仅限用于14.03.01含乳饮料） 富硒酵母（仅限用于14.03.01含乳饮料）

（资料来源：GB 14880—2012《食品安全国家标准　食品营养强化剂使用标准》）

附录三　允许用于特殊膳食用食品的锌、硒营养强化剂及化合物来源

营养强化剂	化合物来源
锌	硫酸锌
	葡萄糖酸锌
	氧化锌
	乳酸锌
	柠檬酸锌
	氯化锌
	乙酸锌
硒	硒酸锌
	亚硒酸锌

（资料来源：GB 14880—2012《食品安全国家标准　食品营养强化剂使用标准》）

跋

Postscript

维护平衡——营养与健康的逻辑

从现代营养学的理论基础和研究方法可以看出，营养学是一种典型的**还原论学说**。其次，营养学作为一门自然科学，具有不完全确定性。在科学传播过程中，由于营养学本身的特殊性以及"强营养主义"或"强科学主义"传播方式的错误导向，公众对营养学产生过高的期望。然而，正确的态度应是在肯定其作用的同时，正视它的不足，也就是说营养主义的还原论具有局限性。所以，要提醒读者朋友的是"营养不是万能的，没有营养是万万不能的"。

营养素是提供人体新陈代谢的基础物质。膳食营养素推荐摄入量都是以营养缺乏病为依据和目的的。随着人们生活水平的不断提高，营养不均衡导致的慢性病已成为一种全球"新常态"。据统计，人类80%以上的疾病都与吃有关，特别是当代慢性疾病的高发，常与营养不良、饮食习惯的不科学和膳食结构的不合理相关。在我国因维生素和矿物质缺乏而遭受"隐性饥饿"的危害者，高达2.5亿人之多。

与慢性病相比，营养缺乏症更易于发现和治疗。慢性病患者面对的营养问题，一方面是宏量营养素（如碳水化合物、脂肪等）过剩，另一方面是微量营养素（如维生素、微量元素等）缺乏。现代营养学受还原论学说的影响，更是侧重于单一的营养素，而不是天然食物或饮食结构。食物本身要比其营养成分之和更重要，我们迫切需要以全新的思路来思考吃的问题。所以，现代的营养和健康的逻辑，应当转变为整体的平衡。营养失衡不只限于营养缺乏病的各种表现，而由营养不平衡导致的慢性非传染性疾病更成为医学界、营养学界关注的热点。

　　量子力学为现代科学提供了基础。没有量子力学，化学家将仍然停留在黑暗时代，也不会有分子生物学，不会有对脱氧核糖核酸的理解，不会有遗传工程，也将不会有分子营养学、基因营养组学，也将不能实现个性化。物理世界有三个层次，第一层次是宏观世界，遵循牛顿运动力学法则；第二层次是热力学世界，遵循热力学法则；第三层次是量子世界。在量子世界这个维度里，原子、分子以及组成它们的所有成分粒子都遵循精确而有序的量子规则。

　　在量子力学创建的现代科学的背景下，生命就是物质之间的互相反应，在有序和无序之间实现平衡。决定人体健康代谢平衡的各方面因素，主要包括热量平衡、氧化和抗氧化的平衡、肠道菌群平衡、氮平衡、脂肪酸平衡、水平衡、性激素平衡、酸碱平衡、元素平衡等。人体的健康需要通过维护上述诸多平衡实现，而营养是实现健康的重要途径，**人们正确的做法应该是通过创建体内各种平衡获得健康。**

　　具体而言，**营养素的供给实际上是一个动态过程**，每个人每天的营养实际上受许多因素的影响，所以根本不可能精确地测定每个人的即食营养需求，就像物理学中的"测不准原理"，诸多的外界因素影响使人无法确定精确的数据，所以"缺什么和缺多少"是不大容易准确知道的；并且，**许多营养素之间有复杂的相互作用关系**，一种营养素的量的变化会影响其他有关营养素的变化，从而影响整体的效果。单一的补充而不考虑整体的效应，是不科学的，在营养学不能给出完全合理的指导条件下，盲目地补充锌、硒等微量营养素是错误的。也就是说，**"对症下药"并不完全适用于营养补充，真正的营养与健康的逻辑，就是维护整体的平衡。**

后记

/

长期以来，人们普遍认为维生素、微量元素等对任何人都是多多益善的，补充这类物质只要简单地买几盒保健品就行了。其实补充营养素要讲科学，否则就会适得其反。事实上，营养缺乏或营养不良，常常不是单一营养素缺乏，即使是某一种营养素缺乏，也可能引起其他有关营养素缺乏。

锌和硒对于人体健康不是可有可无的，它们的重要作用可以用"水能载舟，也能覆舟"这句话来形容。本书内容紧紧围绕"要想保持身体健康，必须对微量元素锌和硒有正确认识"的这一原则，既不能低估锌和硒在营养保健方面的作用，也不能把锌和硒奉为万能的"灵丹妙药"。通过本书关于锌和硒的科普知识，希望向大家传递两个理念：一是锌和硒都是人体必需的微量元素，摄入过多和缺乏都对人体健康不利，锌和硒的补充要科学，选择合格的产品，如果能够通过食物科学定量补充则更好；二是锌和硒的健康作用有多个方面，但主要还是应该侧重于矿物质自身在营养缺乏病方面的研究，同时锌和硒对于不同人群、不同身体机能的作用程度也有差异。所以，慢性病人或亚健康人群补充锌和硒等微量营养素后，并不是身体的所有机能都能感受到，营养补充的效果更可能反映在人体健康状况整体方面的改善。笔者认为，今后的研究和探讨重点应该是锌和硒在众多慢性病发生发展中的作用。

目前有关锌元素、硒元素的图书，大多数人觉得太深奥，看不懂。本书采用科学普及读物的形式，力求通俗易懂、形象有趣，让读者愿意看，进而对锌、硒与健康和疾病的关系有更多了解，以期践行"健康中国行动（2019—2030年）"为提高全民健康水平贡献绵薄之力。本书资料新颖，旨在传播锌和硒的营养与保健知识，适合都市上班族、学生群体、普通居民及医学、营养学专业人员阅读，也可供基层医务人员参考或作为农民科学素养提升读物。

特别感谢华南理工大学郑建仙教授为本书作序。

最后感谢我的爱人，是她的鞭策与鼓励，让我完成了这本书。本书插图由李政霖绘制，在此表示衷心感谢。

囿于编写笔者经验不足，若有不妥之处，敬请广大读者批评指正。

希望本书是结缘的开始，衷心祝愿各位读者"锌"想事成、"硒"从天降。

参考文献

Reference

［1］ 蔡露，李才. 微量元素锌与糖尿病［M］. 北京：科学出版社，2009.

［2］ 蔡赟，顾愔，陈欢欢，等. 胰岛锌转运体8自身抗体与自身免疫性甲状腺疾病的关系［A］//中华医学会、中华医学会内分泌学分会. 中华医学会第十一次全国内分泌学学术会议论文汇编，2012.

［3］ 常改，孙美玲. 微量元素硒与肿瘤及心脑血管疾病［J］. 中国慢性病预防与控制，2004，12（4）：191-193.

［4］ 冯书晓. 硒与癌症［M］. 北京：化学工业出版社，2020.

［5］ 高兴娟，李卫平. 矿物质营养强化剂应用技术问题的探讨［J］. 食品工业科技，2008（8）：264-267.

［6］ 葛可佑. 中国营养科学全书［M］. 北京：人民卫生出版社，2004.

［7］ 国家卫生计生委疾病预防控制局. 中国居民营养与慢性病状况报告（2015年）［M］. 北京：人民卫生出版社，2016.

［8］ 韩久成. 别让不懂硒害了你［M］. 北京：中国轻工业出版社，2021.

［9］ 华岩. 硒·生命的营养素［M］. 2版. 北京：北京大学出版社，2019.

［10］李胜利，刘红岩. 人类健康的保护神——硒［M］. 北京：中医古籍出版社，2002.

［11］李卫平，孟铁雷. 柠檬酸锌及其在乳制品工业中的应用［J］.

食品工业科技，1995（3）：56-58.

[12] 李卫平. 锌与运动 [J]. 解放军体育学院学报，2001（3）：37-39.

[13] 林敬明，贺巍，吴忠，等. 锌与疾病关系的探讨 [J]. 广东微量元素科学，2000（12）：1-6.

[14] 刘军，李晓雯. 微量元素锌与人体健康 [J]. 中国热带医学，2003（1）：64-66.

[15] 刘哲华. 锌对人体健康影响的研究进展 [J]. 微量元素与健康研究，2000（4）：72-73.

[16] 陆肇海，陈元明. 硒在抗病毒中的作用 [J]. 中国食物与营养，2003（7）：41-42.

[17] 罗振国，赵振斌，刘洪涛. 应用锌硒宝治疗慢性前列腺炎的体会 [J]. 生殖与避孕，2005，25（6）：384.

[18] 欧玉清，邢继强，韩玉泽，等. 男性不育症精液、精浆、精子中微量元素锌、硒含量分析 [J]. 佳木斯医学院学报，1998，21（1）：56-57.

[19] 上海市医师协会生殖医学医师分会. 新型冠状病毒疫情期间备孕及孕早期专家共识 [J]. 中华生殖与避孕杂志，2020，40（3）：188-193.

[20] 王超，黄娟，张仁利，等. 硒与病毒性疾病的相关性 [J]. 热带医学杂，2018，18（1）：114-117.

[21] 王立平，唐德剑，沈亚美，等. 硒的营养缺乏现状及补充方

式［J］. 食品工业，2020，41（1）：339-343.

［22］姚俊，李卫平，赖晓红. 硒与运动［J］. 冰雪运动，2002（3）：71-73.

［23］于占洋，侯哲. 微量元素与优生优育［M］. 北京：人民军医出版社，1999.

［24］赵静，南占东，董庆亮，等. 富硒食品的营养价值及产品质量标准探析［J］. 农产品加工，2018（8）：59-61.

［25］赵先萍. 硒的药理作用及临床应用［J］. 农业开发与装备，2015（11）：52.

［26］郑建仙. 功能性食品（第二卷）［M］. 北京：中国轻工业出版社，1999.

［27］郑建仙. 功能性食品［M］. 北京：中国轻工业出版社，1995.

［28］中国医药教育协会生殖内分泌专委会. 生殖健康与补充多种微量元素的中国专家共识［J］. 中国实用妇科与产科杂志，2021，37（4）：453-456.

［29］中国营养学会. 中国居民膳食营养素参考摄入量（2013版）［M］. 北京：科学出版社，2014.

［30］中国营养学会营养与保健食品分会. 营养素与疾病改善：科学证据评价［M］. 北京：北京大学医学出版社，2019.

［31］中华医学会肠外肠内营养学分会. 多种微量元素制剂临床应用专家共识［J］. 中华外科杂志，2018，56（3）：168-176.